DAGMAR WEIDINGER
Unterwegs im weiten Land

*Gedruckt mit freundlicher Unterstützung
von Stadt Wien Kultur.*

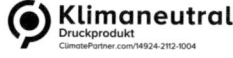

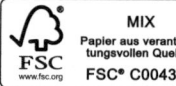

DAGMAR WEIDINGER

Unterwegs im weiten Land

Gespräche über die Psyche

Picus Verlag Wien

*Für meinen Sohn Jan und meinen
Partner Martin, mit denen ich oft im
Alltag »Gespräche über die Psyche«
führen darf – manchmal sogar beim
Zähneputzen:*

*JAN: »Mama, was ist der Sinn deines
Lebens?«
DAGMAR: (langes Überlegen, dann
ausführliche Erklärung) …
JAN: »Mama, kurz, in wenigen Worten!«
DAGMAR: »Ein Leben in Einklang mit der
Natur und den Menschen um mich. Und
wie ist das bei dir, Jan?«
JAN: »Ein Leben in Einklang mit Lego.«*

INHALT

VORWORT

In der Zeit der Pandemie gab es einen wichtigen Grundkonsens in unserer Gesellschaft: Der Gesundheit wurde die erste Priorität eingeräumt und dem Staat die hauptsächliche Verantwortung gegeben, diese Gesundheit als starker Staat zu schützen. In meiner Zeit als Gesundheitsminister war es allerdings von Anfang an ein zentrales Thema, wie stark wir zwischen körperlicher und psychischer Gesundheit unterscheiden. Etwa bei den Schutzmaßnahmen. Aber die Pandemie hat uns auch gezeigt, wie hoch entwickelt die Qualität unserer medizinischen Betreuung von körperlichen Erkrankungen ist und wie ausgeprägt auch die Budgets für diesen wichtigen Lebensbereich sind. So sind im Laufe von Jahrzehnten völlig unterschiedliche Ansprüche und Standards für die Arbeit für körperliche und psychische Gesundheit entstanden.

Das Ziel muss daher langfristig die Gleichstellung sein. Es darf nicht sein, dass es für eine notwendige therapeutische Arbeit im Bereich unserer psychischen Gesundheit Wartezeiten von Monaten gibt.

Stellen wir uns Ähnliches bei körperlichen Verletzungen vor: Ein Patient, der mit seinem Beinbruch wieder nach Hause geschickt wird mit dem Hinweis, dass es erst in vier Monaten entsprechende Operationsmöglichkeiten gibt. Ein gesellschaftlicher Aufstand wäre die Folge.

Im Bereich der psychischen Gesundheit fehlt es oft an Ressourcen – dies nimmt unsere Gesellschaft häufig als Realität zur Kenntnis.

Aber es ändert sich auch vieles: Vor allem Tabus werden gebrochen. Der prominente Fußballspieler, der über Depressionen spricht, die Tennisspielerin, der die Freude abhandengekommen ist und die unter Tränen darüber spricht, der Kabarettist, der in ehrlichen Worten seine Erschöpfung beschreibt und sich für einige Monate verabschiedet.

Wir lernen darüber zu sprechen, wir lernen Tabus zu beenden, wir lernen zu unserer Verletzlichkeit und unseren Verletzungen zu stehen. Ein wichtiger Schritt.

Ich habe daher am Beginn meiner Tätigkeit als Gesundheitsminister alle im Bereich der psychischen Gesundheit Tätigen an einen runden Tisch gerufen mit der Fragestellung, wie eine gute Zusammenarbeit zwischen aktiv im Gesundheitssystem Tätigen und der Politik verwirklicht und eine Stärkung des Gesamtbereiches von psychischer und körperlicher Gesundheit umgesetzt werden könnte.

Unumstritten ist: Es braucht mehr Ressourcen – viel mehr Ressourcen. Und Zugangsmöglichkeiten für alle. Voraussetzung dafür ist etwa eine Erleichterung des Zugangs zur Ausbildung durch Schwerpunkte beim Ausbau wie etwa in der Kinder- und Jugendpsychiatrie und -psychologie, Demenztherapie oder die gezielte Erweiterung von Traumatherapie auch auf der muttersprachlichen Ebene. Wir brauchen dafür Stipendien für den Zugang zur Ausbildung, wir brauchen Clearingstellen für einen bedarfsgerechten Zugang und eine massive Erhöhung der vorhandenen Ressourcen.

Es ist die Aufgabe der Politik, diese Weichenstellungen zu schaffen.

Die Pandemie bringt in vielen Bereichen eine historische Zäsur. Sie bringt Veränderung und birgt damit neben all dem Leid und der Sorge auch Chancen in sich.

Die Interviews in diesem Buch empfehlen auch aufgrund kluger Fragestellungen der Autorin für jede Leserin und jeden

Leser in vielen konkreten Praxisbeispielen Zugangsweisen unterschiedlicher therapeutischer Ansätze.

Walter Ötsch spricht in seinen Antworten unter anderem von der Bedeutung der guten Bilder für die Zukunft. Etliche Beiträge in diesem Buch skizzieren solche guten Bilder und geben damit eine Antwort, warum wir viel mehr Aufmerksamkeit, Raum, Zeit und Ressourcen für die psychische Gesundheit brauchen. Und vielleicht auch noch mehr Mut und Energie der Berufsgruppe, ihre Erfahrungen und ihr Wissen in den gesellschaftlichen Diskurs einzubringen.

Danke für die wichtigen Beiträge.

Rudolf Anschober

EINLEITUNG

»Gespräche über die Psyche« begannen mich als Journalistin erstmals 2009 zu interessieren. Damals tagte der Psychiatrie-Untersuchungsausschuss im Wiener Rathaus. Grund für die über ein Jahr andauernden Gespräche mit Expertinnen und Experten aus dem Psy-Bereich war u. a. ein brennendes Netzbett auf der Psychiatrie des Wiener Otto-Wagner-Spitals gewesen. Netzbetten und ihre Verwendung waren mir zu dem Zeitpunkt bereits vertraut, da ich selbst als Praktikantin im Rahmen des psychotherapeutischen Propädeutikums mehrfach deren Einsatz auf einer Wiener Akutstation erlebt hatte.

Mein Besuch des Untersuchungsausschusses war somit ein Stück weit das Ergebnis eigener Betroffenheit – als Lernende in einem System, das ich als heillos unterbesetzt und daher häufig wenig menschenfreundlich erlebte. Der stationäre Einsatz von Netzbetten berührte und politisierte mich. Gleichzeitig wurde mein Interesse für Alternativen zur stationären Psychiatrie wie Windhorse oder Soteria geweckt. Vom Untersuchungsausschuss erhoffte ich mir eine ehrliche Darstellung der Lebens- und Arbeitsbedingungen auf psychiatrischen Stationen hierzulande – und vielleicht sogar ein echtes Umdenken!

Ich wurde damals auf zweifache Art und Weise enttäuscht. Einerseits war das Ergebnis des Ausschusses ein eher mageres; zaghafte Personalaufstockungen da und dort, echte strukturelle Veränderungen fanden nicht statt. Andererseits scheiterte ich auch mit meinem Bestreben, dem Thema eine breitere Öffentlichkeit zu verschaffen. Damals wurde mir zum ersten Mal bewusst, dass »Gespräche über die Psyche« medial nur dann ankommen, wenn sie einen gewissen Rahmen nicht verlassen.

Ja, auch Journalistinnen und Journalisten spüren offensichtlich gesellschaftliche Tabus. Ich kann nur vermuten, dass manche Aspekte psychischer Gesundheit auch für uns Schreibende zu bedrohlich, zu nahe dran am Eingemachten sind, als dass wir uns ihnen angemessen widmen könnten. Überall dort, wo Differenzierung nötig wäre oder Psychotherapie, Psychologie und Politik eigentlich zusammen gedacht werden müssten, wird es zudem eng mit Nischen für Schreibende. Ich wollte es trotzdem versuchen und kontaktierte als erste Interviewpartnerin 2014 Verena Kast.

Mein Anspruch war es, die bedeutende »Gefühlslehrerin« gegen den Strich zu fragen. Aus Vorträgen wusste ich, dass Verena Kast Gefühle ganz wunderbar erklären kann. Was ich wollte, war jedoch, dass sie mir auch über den eng gesteckten Rahmen der Psychotherapie und Psychologie hinaus Auskunft gebe über ihre Meinung zu gesellschaftlichen beziehungsweise politischen Themen. Verena Kast reagierte darauf spontan mit »Widerstand«. Es kostete mich einigen Mut, hartnäckig an meinen Fragen dranzubleiben. Was Kast im Gespräch dann über gesellschaftliche Polarisierung und den Umgang mit dem Fremden sagte, könnte heute nicht aktueller sein. Dass sich mein Ansatz gelohnt hatte, zeigte mir auch die spontane Rückmeldung meiner Interviewpartnerin am Ende unseres einstündigen Gesprächs im Wiener Café Central: »Ich wollte eigentlich schon vor einer halben Stunde gegangen sein, aber das war ja ganz amüsant mit Ihnen.«

Ich möchte Sie an dieser Stelle einladen, in den hier abgedruckten Gesprächen in mir wesentlich erscheinende Themen an der Schnittstelle von Psychologie beziehungsweise Psychotherapie und Politik, Wirtschaft sowie einigen anderen Disziplinen einzutauchen. Zwar stehen zu Beginn Gespräche, die sich mit den »Kernthemen« der Psychotherapie – Gefühle,

Emotionskompetenz sowie Beziehungen – befassen, der Horizont weitet sich jedoch von Gespräch zu Gespräch. So wie sich auch mein Horizont seit dem ersten Gespräch mit Verena Kast immer mehr weiten durfte. Nicht selten führte ein Austausch direkt zum nächsten. Eine offene Frage wurde der Anlass für das nächste Gespräch.

Wie Uni-Rektor Alfred Pritz bemerkt, wissen Psychotherapeuten und Psychotherapeutinnen »Unglaubliches« über die Menschen. Ich gebe ihm recht. Und ich denke, dass sich der Einsatz ihrer Fähigkeiten daher nicht auf die Behandlung einzelner Personen im engen Setting einer Psychotherapie beschränken muss. Im Gegenteil: Das Wissen über Gefühle, Bewusstseinszustände und neurowissenschaftliche Zusammenhänge ist eines, das gesellschaftlich noch viel zu wenig ernst genommen wird. Warum sollen etwa nicht bereits Volksschulkinder im Rahmen eines Psychoedukationsunterrichts wesentliche Elemente der Selbsterkenntnis und des Lebens in Beziehungen erlernen können, wie Heinz-Peter Röhr im Gespräch vorschlägt? Gerade jetzt, wo unsere westlichen Demokratien zusehends durch Spaltungsprozesse in Gefahr geraten, heißt es früh ansetzen – dort, wo sich das menschliche Bewusstsein formt und Entwicklung (noch) möglich ist.

Die Menschheit steht heute angesichts von Corona und der Klimakrise vor Herausforderungen, die kaum zu stemmen sind. Psychotherapeutisches Wissen hat die Kraft, die wesentlichen Schritte zu erkennen – für ein besseres Leben in jeder Hinsicht: mit einem vertieften Verständnis für die Welt, die Umwelt, die Mitmenschen. Gemeint ist eine Form der Psychotherapie, wie sie Sigmund Freud mit der Psychoanalyse sicherlich immer im Auge hatte: ein Instrument für Welterkenntnis und Kulturverstehen. Angelika Grubner mahnt den eigenen Berufsstand, mehr Machtbewusstsein zu entwickeln und kritisch zu hinterfragen, wo Psychotherapeutinnen und -therapeuten vielleicht zum heimlichen »Helferlein« neoliberaler Optimierungsbestrebungen werden. Hier täte die Psychotherapie selbst also gut daran, sich von anderen Denkweisen inspirieren zu lassen, um nicht gleichsam zur Stütze eines oft krankmachenden Systems zu werden.

*

In diesem Buch sind Frauen nicht nur »mitgemeint«. Sie sind explizit angesprochen, vor allem da im Bereich der Psychotherapie und Psychologie die bedeutende Mehrheit Frauen sind. Dass sich dies nicht sprachlich durch Gendern widerspiegelt, ist allein der Tatsache geschuldet, dass die Gespräche allesamt in Printmedien erschienen sind, die diesbezüglich eigene Vorgaben haben. Die Texte wurden in dieser ersten Druckvariante belassen – wohl wissend, dass hier ein Aspekt zu kurz kommt. Ich bitte die Leserinnen und Leser hierfür um Verständnis.

VERENA KAST

Gefühle sind unsere Orientierung

Die Schweizer Tiefenpsychologin Verena Kast ist die große »Gefühlslehrerin« im deutschsprachigen Raum und weit darüber hinaus. Ihre mehr als fünfzig Bücher zu Freude, Angst, Wut et cetera sind Klassiker der psychologischen Literatur. Im Gespräch berichtet sie nicht nur über ihre »Lieblingsgefühle«, sondern auch darüber, wie es um unsere Akzeptanz des Fremden bestellt ist – und warum Schnelligkeit eine Gefahr für die Seele ist.

Frau Kast, in Ihren Büchern erklären Sie Ihren Lesern ihre Gefühle. Mir fällt, auf, dass Sie sich dabei besonders oft mit zwei Emotionen befassen: der Freude und dem Ärger – warum?

VERENA KAST: Angefangen habe ich eigentlich mit der Trauer. Und ich habe mich auch sehr intensiv mit der Angst beschäftigt. Aber sie haben schon recht, dass diese beiden Emotionen, Freude und Ärger, im zwischenmenschlichen Zusammensein eine besondere Rolle spielen. Im Kontakt mit anderen kommt man nicht darum herum, mit seinem Ärger umgehen zu lernen. Und Freude finde ich deshalb so wichtig, da sie eine komplett unterschätzte Emotion ist. Wir Menschen freuen uns eigentlich viel zu wenig, zumindest wir Erwachsenen. Kinder können das meistens noch recht gut, sie strahlen einen oft so richtig herzlich an.

Ich habe mich vor unserem Gespräch ein bisschen in den Gassen umgeschaut: Die Touristen strahlen, die Einheimischen

19

strahlen überhaupt nicht. Die Wiener machen Gesichter, als ob sie einen fast auffressen wollten! Natürlich lange nicht alle, aber doch so einige, oder? Dabei gibt es mittlerweile neurowissenschaftliche Forschungen, die belegen, dass wir das Bindungshormon beziehungsweise den Neurotransmitter Oxytocin ausschütten, wenn wir von einem anderen Menschen freundlich angeschaut werden. Ein freundlicher Blick heißt eigentlich immer: Ich nehme dich wahr. Das ist eine Wertschätzung, die einem ein gutes Gefühl gibt. Früher dachte man, dass die Oxytocin-Ausschüttung nur mit Geburt oder Sex zu tun hat. Heute weiß man, dass es dabei auch wesentlich ums Streicheln und um Freundlichkeit geht. Man hat außerdem festgestellt, dass Oxytocin bewirkt, dass wir friedlicher werden und weniger Stress haben.

Jedes Mal, wenn ich beim Kiosk vorbeigehe, lachen mir aber mindestens zwanzig »glückliche« Frauen auf Titelblättern von Magazinen entgegen. Das passt doch gar nicht zu dem, wie Sie die Wiener beschreiben ...

Da sprechen Sie ein ganz großes Problem an, das wir heute mit der Freude haben. Sie taucht nämlich an vielen Orten auf, an denen sie eigentlich gar nicht vorhanden ist. Heutzutage muss man gut aufgestellt und immer gut drauf sein, was so viel bedeutet wie: Ich freue mich ständig. Dabei ist das oft emotional überhaupt nicht gedeckt. Ich treffe durchaus freudige Menschen, aber viele benutzen das einfach wie ein Vokabel, eine Worthülse. Im Sport sieht man den Gebrauch dieser Worthülse besonders gut. Jeder Fußballer, der vor einem Spiel interviewt wird, verkündet groß: Ich freue mich unheimlich auf das Match.

Aber kommen wir zurück zur echten Freude. In der Freude sind wir einverstanden mit uns, mit den anderen, dem Leben, der Welt. Wir haben mehr bekommen als erwartet. Freude ist die Emotion, die auch Solidarität bewirkt. Wenn wir uns miteinander freuen, können wir miteinander etwas bewirken. In solchen Momenten verbrüdern und verschwestern wir uns ganz leicht. In der Freude sind wir auch noch nicht so neidisch, das kommt erst hinterher.

Sie haben einmal den Satz geschrieben »Wir könnten es doch alle so viel leichter miteinander haben …«. Würde der zum eben Angesprochenen passen? Beziehungsweise führt der Weg in Richtung einer solidarischen Gesellschaft demnach über die Freude?

Dieser Satz gefällt mir auch noch immer sehr gut. *(lacht)* Den habe ich darauf bezogen, dass wir Menschen einander immer wieder den Selbstwert kaputtmachen. Wir müssten wirklich dringend lernen, freundlicher miteinander umzugehen. In der Freude schauen wir einander freundlich an. Sartre hat in » Das Sein und das Nichts« eine ganz wunderbare Geschichte des Angeblickt-Werdens verfasst. Er beschreibt darin den beschämenden Blick der Großeltern, der immer im Raum ist, sogar wenn diese nicht anwesend sind. Unter diesem Blick zerbröselt man. Ist das nicht auch der Blick, den wir einander oft zuwerfen: Du solltest dich eigentlich schämen. Das zerbröselt den Selbstwert und tötet die Freude. Der Philosoph Emmanuel Lévinas hat jedoch eine Antwort auf Sartre geschrieben: Ja, das stimmt, aber die Mitmenschen haben nicht nur diesen kritischen, zerstörerischen Blick, sondern eben auch den freundlichen Blick. Dessen sollten wir uns im Alltag mehr bewusst sein.

Wie sieht in diesem Zusammenhang der gesellschaftliche Auftrag der Psychotherapie aus?

Wenn Sie so fragen, heben Sie viel zu sehr auf die gesellschaftliche Ebene ab. Man muss sich schon klar darüber sein, dass jede Form der Tiefenpsychologie zuerst einmal auf den einzelnen Menschen abzielt. Uns Tiefenpsychologen wurde jahrelang der Vorwurf gemacht, wir hätten die Welt nicht verändert, aber wer von uns ist schon in der Politik!?

Aber hätte nicht gerade die Jung'sche Psychologie einige Konzepte zu bieten, die von großer gesellschaftlicher Relevanz sind? Ich denke da etwa an den »kollektiven Schatten«. So wie Individuen lieber wegschauen, wenn es um Eigenschaften geht, die sie nicht an sich schätzen, hat laut Jung auch jede Gesellschaft gewisse Themen, die sie unterdrückt beziehungsweise nicht hochkommen lässt. Allein dieses Wissen könnte doch zu Veränderung führen, oder verlange ich da zu viel?

Sie sind jung, Sie dürfen noch viel verlangen! *(lacht)* Aber ich gebe Ihnen im Grunde genommen recht: Wenn genug Menschen eine veränderte Einstellung haben, dann ist auch Bewegung möglich. Dazu brauchen wir eigentlich nur unseren Umgang mit Ärger zu betrachten. Die Tiefenpsychologie sagt: Wer sich ärgert, glaubt noch daran, dass man die Welt verändern kann. Ärger zeigt uns, dass Menschen über unsere Grenzen gehen, oder dass wir unsere Grenzen nicht erweitern dürfen. Andere Menschen dürfen uns aber weder in unserer Integrität angreifen noch an unserer Entwicklung hindern. Würde man allein dieses Wissen ernst nehmen, hätte das bereits gravierende Auswirkungen auf die Gesellschaft.

Veränderung braucht also eine verärgerte Masse: Sind dann die »Wutbürger« die Zukunft der modernen Demokratien?

Es kommt darauf an, was die Wutbürger mit ihrer Wut machen. Wenn man diese Wut in Selbstwirksamkeit umwandeln kann, dann macht das durchaus Sinn. Manchmal bekommt man erst durch den Ärger die nötige Energie, um eine Sache anzugehen. Ich habe die Wutbürger bisher jedoch eher als große Kritiker erlebt, die einfach sagen: »Alles ist scheiße!« Aber wenn alles scheiße ist, verändert man auch nichts. Das rutscht so leicht ins Jammern ab, und dadurch fühlt man sich eigentlich nur selbst furchtbar schlecht. Das Ganze sollte schon an eine positive Vision gekoppelt sein, Dagegensein alleine reicht nicht aus!

Kehren wir noch einmal zurück zum gesellschaftlichen Schatten. Wer sind denn die Schattenträger unserer Zeit, also jene Personen, denen all das zugeschrieben wird, was wir als Gesellschaft ablehnen?

Bei uns in der Schweiz sind das ganz klar die Geflüchteten. Der gesellschaftliche Schatten fällt immer auf die Fremden und das Fremde. Das ist natürlich eine Beunruhigung, die man nachvollziehen kann. Ich glaube, es hat noch selten so eine Völkerwanderung gegeben wie heute. Deshalb hatten wir auch in der Schweiz diese furchtbare Abstimmung (Volksinitiative »Stopp der Überbevölkerung«, 2014, Anm.), in der es meiner Meinung nach um teilweise unmenschliche Ideen ging. Eines kommt dabei ganz klar heraus: Wir sind die guten Schweizer, die Nachfolger von Wilhelm Tell, und die Geflüchteten sind die Schmarotzer, die uns unseren Wohlstand wegnehmen wollen. So denkt zwar nicht die ganze Schweiz, aber es sind zu viele, die mittlerweile so denken. Das ganze Leid, das hinter den Geflüchteten steht, wird überhaupt nicht gesehen. Ich finde, wir behandeln sie gerade so, dass man sich nicht schämen muss.

Ich gehöre zur Gruppe der relativ fremdenfreundlichen Schweizer, und mir fällt auf, dass auch schon diese Gruppierung den Schatten abbekommt. Die fremdenfeindlichen Leute, die im Moment die Abstimmungen anleiern, sagen uns knallhart ins Gesicht: »Wir sind die richtigen Schweizer! Ihr seid die falschen Schweizer. Wir wollen die Schweiz bewahren, und ihr seid die Landesverräter!«

Was bedeutet in diesem Zusammenhang »Schattenakzeptanz«?

Schattenakzeptanz würde bedeuten, dass man überhaupt Schatten erkennen kann und weiß: Ich bin mir selber auch fremd. Ich habe ebenso Aspekte, die mir nicht gefallen an mir. Mit den Geflüchteten kommt ganz stark der Futterneid zum Vorschein. Da müsste man sich eigentlich sagen: Ich bin auch gierig. Und ich bin eigentlich nicht gewillt, etwas von meinem Gut abzugeben. Also alles, was ich »denen« zuschreibe – die sind unehrlich, die sind gierig, die erschleichen sich Dinge –, das müsste ich auch bei mir selbst annehmen. Eine geringe Schattenakzeptanz bedeutet, dass ich alles projiziere. Ich denke also, dass es um unsere gesellschaftliche Schattenakzeptanz nicht gut bestellt ist.

Rechte Parteien übernehmen oder schüren diese Projektionen – warum geht das so leicht? Warum sind wir so verführbar?

Das eigentliche Thema ist Angst: Ich fühle mich bedroht. Je mehr Angst wir haben, desto weniger können wir akzeptieren, dass wir auch Schattenseiten haben, denn das verunsichert uns. Angst und fehlende Übersichtlichkeit. Ich denke, dass wir bei ganz vielen Dingen und Sachverhalten heutzutage nicht mehr wissen, wie sie eigentlich funktionieren. Dazu kommt, dass bei vielen Menschen die Bindung an die Kirche nicht mehr klappt. Dadurch ergibt sich die Frage, was ist richtig und was ist falsch? Im Allgemeinen freut man sich ja über weniger Autoritätsgläubigkeit. Aber fehlende Autorität vermittelt Menschen, die nicht selbst zur Autorität werden können, eben auch große Unsicherheit. In dieser Situation tauchen die Rechtspopulisten auf und sagen ganz klar: Wahr ist wahr und falsch ist falsch! Diese Leute haben ein einfaches Schwarz-Weiß-Schema, das jeder versteht. Und in der Verunsicherung denkt man dann vielleicht: Die wissen wenigstens noch etwas. Zusätzlich haben sie auch so markige Sprüche. Da braucht man nur an Blocher, diesen vielfachen Milliardär in der Schweiz, denken. (Christoph Blocher, Unternehmer und ehemals Präsident der Schweizerischen Volkspartei, Anm.) Genau der behauptet, er sei für den kleinen Mann da. Und das fressen die Menschen, das schlucken sie. Mir kommt der vor wie ein offensichtlich vermisster Übervater, den man nicht infrage stellt.

Wie können wir denn unser aller Ängste minimieren?

Sie dachten, die Psychologie hat vielleicht einen Weg! *(lacht)* Ich gebe Ihnen jetzt doch noch ein Rezept: Uns fehlen Gruppen, in denen man miteinander redet. Heute gibt es zum Beispiel keinen Stammtisch mehr. Aber gerade am Stammtisch hat man versucht, die Dinge miteinander zu klären. Die Ängste, die man teilt, werden so weniger. Wir müssen also wieder Räume schaffen, wo Menschen wirklich miteinander reden können. Aber durch die Schnelligkeit unserer Zeit passiert das leider zu wenig. Und es wäre wichtig, den Leuten klarzumachen: Wir haben alles, was wir zum Leben brauchen. Die Zeitungen heute schreiben zwar recht gerne, wir hätten keine Orientierung, aber wir haben unsere Gefühle, und unsere Gefühle sind unsere Orientierung. Angst heißt: Pass auf, du bist in Gefahr; Freude heißt: Lehn dich zurück, es ist alles in Ordnung; Neid heißt: Hey, ich wär gern eine andere. Wenn wir unsere Gefühle finden und wahrnehmen, haben wir immer Orientierung.

Die Schnelligkeit kommt auch in Ihrem Buch »Seele braucht Zeit« zur Sprache. Ist Schnelligkeit zu einem neuen Wert geworden?

Ja, und ich finde, es gibt noch zwei nennenswerte neue Werte: Konformität und Effektivität. Ich habe an der Universität St. Gallen eine Vorlesung über Emotionen für Volkswirte gehalten. Am ersten Tag fing ich mit der Angst an, worauf mir die Studierenden ganz klar antworteten: Nein, wir haben keine Angst. Dann ging ich weiter zum Neid. Darauf sagten sie: Neid haben die anderen. Und als am dritten Tag die Freude drangekommen wäre, hieß es: »Würden Sie bitte nochmals von vorne anfangen, wir haben jetzt festgestellt, dass wir doch Angst haben.« Und dann kam meistens die Idee ins Spiel, dass es viel spannender wäre, wenn man mit diesen Emotionen leben würde. Man wäre dann viel lebendiger! Aber ist man dann noch so erfolgreich? Und ist man dann noch so schnell? Darauf musste ich sagen: Nein, das ist man nicht. Sobald wir an irgendetwas emotional beteiligt sind, sind wir zufriedener und fühlen uns lebendiger, aber wir denken in Fantasien, und wir entwickeln eigene Vorstellungen et cetera. Dieses »Zack da fängt es an« und »Zack da hört es auf« geht dann nicht mehr. In dem Moment kam bei vielen Hörern das ungute Gefühl auf, keine Karriere mehr machen zu können.

Auch auf mein Buch »Seele braucht Zeit« kamen besonders viele Reaktionen von jungen Leuten, die meinten: Ja, genau so, wie Sie es beschreiben, empfinden wir es. Aber wenn wir das, was Sie vorschlagen, so umsetzen würden, könnten wir dann noch Karriere machen? Und diese Generation will Karriere machen. Und zwar möglichst ohne allzu viele Verluste.

Die eigenen Gefühle für den Erfolg komplett auszublenden, klingt aber doch furchtbar beziehungsweise wie der direkte Weg in die Depression ...

Ja, das stimmt. Ich sehe manchmal so unglaublich brave Studierende, die sich nur fragen: Was brauche ich jetzt für den Bachelor? Und das machen sie dann genauso brav. Die sind eigentlich alle depressiv strukturiert. Das heißt, sie denken: Sag mir, was du von mir willst, und ich mach's so gut wie möglich. Mein eigenes Befinden stelle ich hintan. Die Frage: Hätte ich vielleicht andere Sehnsüchte? kommt überhaupt nicht mehr auf. Diese Studenten verludern weniger als frühere Generationen, aber eine innere Entwicklung findet so nicht statt. Das hat mit der wahnsinnigen Ökonomisierung und Materialisierung unserer Gesellschaft zu tun. Es ist sicher die Frage, was einmal aus denen wird, denn im Moment sind sie nicht kreativ. Zur Kreativität gehört auch eine gewisse Sicherheit.

Spielt denn die Ökonomisierung auch in den Bereich der Psychotherapie hinein?

Natürlich. Kognitive Verhaltenstherapeuten würden zum Beispiel sagen: Unser Ziel ist es, die Menschen möglichst schnell wieder hochzukriegen: Eine Depression, also bitte, fünfunddreißig Stunden – und mehr nicht! Es gibt Bereiche, in denen die kognitive Verhaltenstherapie hilft, aber immer dort, wo man reifen muss, steht sie an, weil Reifen einfach Zeit braucht.

Es kamen schon Menschen zu mir, die ihre Ängste bereits wegtherapiert hatten und zu mir sagten: Jetzt möchte ich aber wissen, warum ich Angst hatte und was ich tun kann, damit das in Zukunft nicht wieder passiert. Das ist schon etwas sehr Gutes. Außerdem ist es auch so, dass die kognitiven Verhaltenstherapeuten immer mehr Methoden von uns übernehmen. Und so wahnsinnig schnell sind sie auch nicht mehr.

Ich denke, es gäbe mittlerweile eine Menge an berufstätigen Menschen, die sich dieser Ökonomisierung gerne entziehen würden und etwa nur mehr zwanzig Stunden arbeiten wollen, um mehr Zeit für andere Lebensbereiche wie die Familie oder freiwilliges Engagement zu haben. Derartige Vorstöße einzelner Politiker, etwa hin zu einer Familienteilzeit, werden jedoch immer schnell vom Tisch gewischt. Was halten Sie davon?

Ja, lassen Sie uns einmal Ihre Vision anschauen. Ich fände die zwanzig Stunden pro Woche sehr gut, denn alles auf der Welt wäre besser, wenn wir bessere Beziehungen hätten. Aber um bessere Beziehungen zu haben, bräuchten wir natürlich mehr Zeit füreinander. Es müsste außerdem klar sein, dass gute Beziehungen ein gesellschaftlicher Wert sind. Eine derartige Einstellung würde auch unsere Ängste minimieren. Wir hätten mehr gute Bindungsgefühle und würden uns geborgener fühlen. Damit sind wir auch wieder beim Oxytocin gelandet, das uns friedlicher macht. Mir würde ein Modell von zwanzig Stunden Lohnarbeit, zehn Stunden Beziehungsarbeit für Alte und darüber hinaus einfach so viel Arbeit, wie man für sich selber möchte, gut gefallen! Die Frage ist wohl, wie können wir das bezahlen? Ihr in Österreich scheint ja einen sehr starken Sozialstaat zu haben. Jetzt sind wir doch noch beim Politischen gelandet. *(lacht)*

EUGEN DREWERMANN

Gott möchte,
dass wir uns selber finden

Der deutsche Theologe und Psychotherapeut Eugen Drewermann trat als junger Mann aus der katholischen Kirche aus.
Er ist bekannt für seine tiefenpsychologischen Auslegungen
der Bibel sowie seine kritische Stellung zur Amtskirche. Im
Gespräch erzählt er über Jesus als Therapeuten, das Verhältnis
von Religion und Psychoanalyse – und warum er selbst weder
Telefon noch Kühlschrank besitzt.

*Herr Drewermann, wir telefonieren über ein Hotel, da Sie zu
Hause kein Telefon haben; genauso wenig wie einen Kühlschrank
oder ein Auto. Wie gelingt es Ihnen, Ihr Leben mit relativ wenigen
technischen Annehmlichkeiten zu gestalten?*

EUGEN DREWERMANN: Das gilt ja in allen Bereichen. Ich fahre
mit der Bahn, aber ich muss kein Lokführer sein. Ich brauche
keinen Garten, um mich an der Natur zu erfreuen. Ich kann
im Fluss die Forellen beobachten und brauche kein Aquari-
um. Ich telefoniere vom Hotel aus, brauche aber selber kein
Telefon. Ich kann die Dinge in Dienst nehmen, ohne dass ich
Besitzansprüche darauf anmelde. Ich glaube, dass das Leben
viel einfacher und unabhängiger wird, wenn man nicht auf
alles die Hände legt, um es zu besitzen.

Welche Motivation steckt für Sie hinter dieser »Besitzlosigkeit«?

Zugegeben, Sie werden dadurch weniger erreichbar, haben aber innerlich viel mehr Ruhe, sich auf die Dinge zu konzentrieren, die wichtig sind. Und das muss ich. Ich bin Schriftsteller und Psychotherapeut. In diesen Dingen kann ich nicht viele Störungen von außen brauchen. Seit vielen Jahren höre ich Menschen zu, wie wenn ich Romane lese. Das ist nicht trennbar voneinander. Besitzlosigkeit ist eine wunderbare Form, Zeit zu haben für Wahrnehmung, Mitgefühl, Engagement. Ich begreife nicht, warum ein gestresster CEO vierzehn Tage ins Kloster gehen muss und sich das Handy an der Pforte abnehmen lässt, damit er zu sich selber kommt. Ich sehe darin eine Aufgabe, die ständig vonnöten ist.

Haben Sie denn in Ihren Therapien erlebt, dass andere Menschen sich Ihre Lebensform zum Vorbild nehmen?

Es ist nicht einfach; viele Menschen hängen beruflich im digitalen Zeitalter in der ständigen Verfügbarkeit fest. Sie müssen von der Firma kontrollierbar sein; man muss wissen, wo sie sind, wie man sie abrufen kann. Sie sind ausgeliefert. Es ist ein Zwangszustand. Wenn das schon beruflich so gemacht wird – Freiheitsberaubung im Kapitalismus durch Totalverfügbarkeit über die Einzelnen –, dann wär's zumindest ratsam, das privat nicht länger fortzusetzen. Dann kursieren aber Apps, die eine große Reichweite haben, wo Sie in einem Umkreis von Hunderten Leuten einsichtig sind, wo der private Raum zur Selbstverfügung total eingeengt wird durch die Erwartungen und Rücksichtnahmen, die angefordert werden. Da hilft es, wenn manche Menschen, die ohnehin bereits genug gestresst, angespannt, fahrig sind, lernen, manche Dinge abzuschalten. Sie sind dann eben nicht mehr erreichbar.

Wer heute kein WhatsApp hat, ist oft nicht mehr ausreichend vernetzt. Wie kann es dennoch gelingen, ein Leben ähnlich dem Ihren zu führen?

Man müsste dringlich unterscheiden zwischen Dingen, die unvermeidbar sind, die von außen aufgezwungen werden, denen man aber auch nicht ausweichen kann, und Dingen, die uns persönlich betreffen. Das kann man unterscheiden. Schon die Stoiker im alten Griechenland versuchten herauszufinden, was geht mich wirklich an und was ist lediglich eine Notwendigkeit, mit der ich rechnen muss. Dieser Unterschied ist wichtig. Man identifiziert sich nicht mit der verordneten Entfremdung. Man erhält sich den Spielraum, selber zu sein und zu bleiben. Die Kinderei, die sich heute abspielt, indem die Außensteuerung, die Außenkontrolle, die Entmündigung, die Übernahme von Verantwortung durch staatliche Autoritäten bis ins Grenzenlose wächst, macht notwendig, dass sich das Individuum umso deutlicher abgrenzt von dem, was von außen an Zugriffen geplant und durchgesetzt wird.

Herr Drewermann, auch Sie haben sich in den letzten Jahren immer stärker abgegrenzt. Sie sind zunehmend politischer geworden, nehmen Kapitalismus, Raubbau an der Natur, Rüstungsausgaben et cetera stark in die Kritik. Wie könnte eine alternative Wirtschaftsform aussehen?

Wir sollten im Sinne Jesu begreifen, dass Geld kein Eigentum sein kann. Wir glauben, es verdient zu haben. Aber wenn wir durch Arbeit Geld verdienen können, so geschieht das aufgrund von Voraussetzungen, die wir gar nicht selbst schaffen konnten. Wir müssen relativ gesund sein, wir müssen eine Ausbildung genossen haben. Lauter Voraussetzungen, die sich durch winzige Veränderungen schon in der Kindheit hätten ändern können. Es gehört uns gar nichts. Das Geld, das wir haben, ist ein Geschenk, ein Durchlaufposten und im Grunde eine Verpflichtung, den Bedürftigen so viel davon abzugeben, wie für uns entbehrlich ist. Und das ist das allermeiste. Schon damit ist der Kapitalismus widerlegt.

Sie sind vor allem als Pazifist bekannt. Inwiefern hängt die Frage des Wirtschaftssystems mit jener von Krieg und Frieden zusammen?

Mit dem Kapitalismus ist aufs Engste die Frage von Krieg und Frieden verbunden. Ein Wirtschaftssystem, das sich überhaupt nur erhalten kann, wenn es immer schneller wächst, kann nicht anders, als die Umwelt zu zerstören, die ja nicht gleichzeitig mitwächst. Der Kapitalismus ist verbunden mit einer rigorosen Vernichtungswettbewerbsform im Umgang miteinander. Der Erfolg der einen ist der Untergang der anderen. Was wir haben, ist dem anderen weggenommen. Im Grunde folgt das Ganze einer Paternoster-Logik: Sie können nur emporkommen, indem andere hinunterfahren. Wie kann sich das ändern? Nur indem sich zeigt, dass das Wirtschaftssystem in der Form nicht haltbar ist.

Steuern wir auf eine Apokalypse zu?

Momentan gleicht der Kapitalismus tatsächlich einem Raketenauto ohne Bremsen, das mit Hunderten Stundenkilometern über die Autobahn rast. So ein Ding gehört aber nicht auf eine Autobahn, das würde niemals zugelassen. Der einzige Weg, es zu stoppen, ist wirklich der frontale Aufprall. Dann werden wir anders wirtschaften müssen: durch Teilen, durch Ausgleich, durch Gleichgewicht, durch Gerechtigkeit, durch Wertschätzung, im Austausch der Reichtümer, die wir miteinander einbringen können. Wir müssen umlernen, und die Zeiten des Umbruchs sind zum Greifen nahe. Wir bräuchten ein Ende der Bevölkerungsexplosion, ein Ende der Kapitalismusexplosion. Ein Ende des Ausbeutungsdenkens. Wir müssten ein Gleichgewicht bilden zwischen Menschen und Natur. Wir bräuchten eine neue Ethik. Wir bräuchten eine Begrenzung der Menschenanzahl – das war allerdings nie Teil unseres Denkens. Da könnten wir von anderen Religionen lernen – von alten Indianerkulturen, vom Buddhismus. Wir im Christentum würden mit Sicherheit auch Bibelstellen finden, in denen das ungefähr beschrieben steht. Im Schöpfungsbericht Genesis 2 sollten die Menschen von Gott aufgefordert werden, die Welt zu bedienen. Zu bedienen und zu bewahren steht da wörtlich. In den Übersetzungen heißt es meist »zu bearbeiten«, aber das ist nicht »bedienen«. Alles ist dann anders.

Sie sagen, es bräuchte eine neue Ethik. Können Sie es noch konkreter sagen, zum Beispiel in Bezug auf die Klimakrise?

Die Natur meldet zurück, was man ihr antut, und wirft das auf den Menschen und seine Wirtschaftsform zurück. Dabei ist der Klimawandel nur ein Symptom. Seit Jahrzehnten schon sehen wir ein riesenhaftes Tier- und Pflanzensterben – und das täglich! Es ist wichtig, dass die Medien Informationen aufgreifen, die die Wirklichkeit abbilden und zu einem Sinneswandel, einem Kulturwandel aufrufen. Eine Erneuerung der Ethik und der religiösen Grundeinstellung. Wir sollten den Kindern nicht vereinfacht die Botschaft Greta Thunbergs mitgeben: Bleibt auf der Straße sitzen, hört auf zu lernen, weigert euch überhaupt zu lernen, ehe man eure Zukunft sichert. Zur Zukunftssicherung gehört, dass wir uns einigermaßen auskennen. Wir brauchen ökologisches Wissen, Biologie und auch technisches Wissen. Das kann enorm vieles verbessern.

Sie haben den Buddhismus erwähnt. Ließe sich aus dessen Tradition möglicherweise eine neue Form der Bewusstseinskultur, der Sinneswandel, von dem Sie sprechen, ableiten?

Ich bin in diesem Sinne nicht Buddhist, als ich nicht glaube, dass der Schmerz in der Welt sich durch Vergleichgültigung überwinden ließe. Ich glaube – so weit bin ich Christ –, wir sind der Person, dem Einzelnen gegenüber verantwortlich im Sinne unseres Engagements. Aber dann können wir etwas vom Buddhismus lernen, das so im Christentum nicht ausgeprägt ist – Mitleid. Das Gesetz des Ahimsa. Das gilt für Tiere und für Menschen. Ich habe eine Zeit lang als Kind Fleisch gegessen, aber richtig fand ich es nie. Irgendwann habe ich es abgestellt. Die Schwierigkeit war, dass in dem Christentum, das ich lernte, Rücksicht auf Tiere und die Evidenz einer pazifistischen Grundhaltung nicht akzeptiert wurden. Die Kirche selber lehrte die Notwendigkeit, in einer gefallenen Welt kriegsbereit zu sein, lehrte die Berechtigung, als höchste Evolutionsform sich der Tiere zu bedienen – als Anspruchsrecht. Da war mir der Buddhismus hilfreich, der zumindest eine Kultur hervorgebracht hatte, die das Gegenteil lehrte und mir recht gab, dass ich Jesus so interpretieren konnte, wie es eigentlich im Christentum notwendig gewesen wäre.

Kommen wir zu Ihrem theologischen Hintergrund. Wie sehen Sie sich in der Nachfolge Jesu?

Ich habe immer in dem Sinn an Jesus und die Bergpredigt geglaubt. Ich habe deshalb auch immer geglaubt, dass es nicht stimmt, wir müssten noch mehr rüsten, um sicher zu sein. Was für eine Sicherheit haben wir denn, wenn wir die Atombomben verbessern? Wir machen die Welt immer schlimmer und unsicherer. Das ist eine Form der in den Wahnsinn getriebenen Angst, die wir gegeneinander austragen. Wir definieren Sicherheit nur als größte Angstverbreitung gegen denjenigen, der uns Angst macht. Aus der kann man nur herauskommen, indem man begreift, was uns Jesus in der Bergpredigt sagt: Den Frieden schaffen diejenigen, die den Mut haben, wehrlos zu bleiben. Abrüstung schafft Frieden, nicht Aufrüstung. Eigentlich ist das evident, jeder weiß das: Was könnten wir tun, wenn wir den Riesenschwindel der Rüstungsausgaben aufdecken und all das Geld für andere Dinge zur Verfügung hätten?

Wie kann die Nachfolge Jesu heute konkret für jeden Einzelnen aussehen?

Ich denke, das ist sehr einfach. Menschlich ist das, was anderen Menschen hilft zu leben und das, was in ihnen liegt, zu entfalten. Man kann das auch eine Form von Liebe nennen. Im Neuen Testament wird das als Gnade bezeichnet. Gott möchte, dass wir zu uns selber finden. Der Weg dorthin gelingt durch den Abbau von Angst: durch Zuhören und Nicht-Bewerten, mit Geduld und Verständnis. Das Gegenteil von »Daumen hoch« und »Daumen runter«. Wir machen uns so oft selbst zum Maßstab; wir bewerten, wir urteilen, wir wissen, was richtig ist, und wir stellen die Normabweichung beim anderen fest. So können wir ihn im Namen bestimmter Gesetze erziehen und bestrafen. Aber dieses ganze System ist obsolet, weil es den betroffenen Menschen nichts nützt, sondern schädigend wirkt. Das ist ein Umdenken im Ganzen.

Ihre Antwort lässt bereits erahnen, wie sehr in Ihrem eigenen Leben Theologie und Psychotherapie verschmelzen. Ist Jesus Psychotherapeut?

Man versteht die Botschaft Jesu sicherlich am deutlichsten, wenn man sie als eine therapeutische begreift: Wie beruhigt man die Angst, die bis in den Körper geht? Die Menschen buchstäblich blind macht. Oder lähmend wirkt. Die ihnen den Mut raubt, sich aufzurichten. In all diese Arten angstbedingter Verformungen geht Jesus wie ein Therapeut hinein: durch Handauflegung, durch Zuspruch, durch Güte, durch Vertrauen.

Wie erfüllen Sie als Psychotherapeut diesen »Auftrag Jesu« konkret in Ihrer Praxis?

Man kann Menschen nur helfen, wenn man mehr an sie glaubt, als sie je in ihrem Leben an sich glauben haben können. Man hat ihnen beigebracht, dass sie nichts sind, dass sie alles falsch machen, dass sie ganz anders sein müssten, als sie sind. »Jetzt hör mal zu!« All diese Prägungen abzuarbeiten ist nur möglich, indem Sie in den anderen mehr Vertrauen setzen, als er gelernt hat. Gegen seinen Vater, seine Mutter, seinen Pauker, all die Gegenmenschen, die er erlebt hat in seiner Biografie. Da dieser Mensch Ihnen aber das zu Beginn nicht glauben kann, müssen Sie im Hintergrund glauben. Das ist es, denke ich, was man bei Jesus lernen kann, wenn man sich neben ihn setzt, beten lernt und zum Himmel aufschaut. Man lernt, an eine Liebe zu glauben, die im Hintergrund existiert, und setzt der Angst ein Vertrauen entgegen, das hilfreich zurückkommt in diese Welt.

Obwohl Sie heute so glühend für das Therapeutische sprechen, haben auch Sie in Ihren Anfängen Ihre eigene Lehranalyse nach zwei Jahren verlassen. Warum?

Ich konnte die Analyse damals in einer Krise nicht weiterführen, weil sie dem, was ich zu glauben gelernt hatte, diametral entgegenstand. Ich musste diesen Widerspruch zwischen Religion und Psychoanalyse schließen. Das ist mein ganzes Lebenswerk – von den »Strukturen des Bösen«, meiner Habilitationsschrift bis heute –: Brücken zu bauen zwischen zwei Bereichen, die einander nicht widersprechen dürfen. Die seelenlose Sprache der Theologen von Gott muss ein Ende haben, und die gottlose Sprache der Psychotherapeuten im Umgang mit Menschen ebenso. Insofern brauche ich sie beide, und ich habe niemanden verlassen. Damals sagten manche Psychoanalytiker: Sehr viele Fragen hat man gar nicht, wenn man gesund ist, und die Theologen konnten sich nie mit Freud anfreunden – einem Atheisten, einem Juden, einem Sexualisten, Irrationalisten. Doch Freud hat recht. Was er sah, war richtig: Sechs Siebtel der Psyche im Unbewussten warten darauf, entdeckt und zugelassen zu werden. Das muss integriert werden. Und die Religion sollte diese Tiefen mitentdecken und freimachen. Darin spricht Gott zu uns Menschen.

Sie meinen damit, dass man die Bibel – ähnlich wie Sie es auch mit den Grimm'schen Märchen gemacht haben – tiefenpsychologisch auslegen sollte?

Die Bibel spricht in analogen Bildern wie die Märchen und verdient, genauso ausgelegt zu werden. Sie will nicht historische Informationen vermitteln. Das tut sie manchmal, aber das ist ein Nebenthema. Sie ist durchwegs eine Deutung der Historie in Bildern. Sie spricht in Formen, die uns berühren, und sie will die gleichen Konflikte aufgreifen und zur Lösung hinbegleiten. Auch das gehört zur Therapie Jesu, dass er in Bildern redet. Und deshalb möchte ich, dass die Theologen endlich lernen, die Bibel so auszulegen, dass sie diese Dimension berührt. Das verflüchtigt sie nicht, das nimmt sie ernst. Wenn man sie für äußerlich real nimmt, nimmt man sie nicht ernst, denn dann spielt sie vor zweitausend Jahren. Das hat mit uns eigentlich gar nichts mehr zu tun. Daraus wird dann ein sehr doktrinäres, lehrhaftes und dogmatisch geschriebenes Werk. So hilft uns die Bibel nicht, so entfremdet sie nur.

Kehren wir nochmals zurück zur Psychoanalyse und Ihrer Tätig-keit als Psychotherapeut, die Sie ausüben, seit Sie das Priesteramt niedergelegt haben. Wie stehen Sie heute zur Psychoanalyse?

Die Psychoanalyse wurde Ende der siebziger Jahre von den (deutschen, Anm.) Krankenkassen als Behandlungsform zugelas-sen. Damit hat sie etwas gewonnen, das sie eigentlich aufs Tiefste geschädigt hat. Sie war einmal in den zwanziger Jahren ein In-strument des Verstehens. Sie konnte ansetzen in der Kunst, in der Malerei, in der Literatur, in der Kulturanthropologie. James Joyces »Ulysses« ist ohne Psychoanalyse gar nicht vorstellbar. Es war eine wunderbare kulturanregende Form, eigentlich eine kul-turelle Transformation, Dinge zu verstehen und nicht mehr zu verurteilen. Ein Kultursprung ohnegleichen. Davon träume ich heute noch. Und ich sehe, dass das mehr oder minder verraten wird. Wir haben heute eine Behandlungsform, die sehr viel kos-tet: hundertzwanzig Euro für eine Dreiviertelstunde maximal. Und begrenzt auf ungefähr fünfzehn Stunden. So kann man nicht wirklich arbeiten. Psychotherapie ist eine Begegnungsform von Menschen in Vertrauen. Eine Heilungsform in Zuwendung und in Liebe, wie Freud es einmal ausgedrückt hat.

Dass die Psychoanalyse lange Jahre braucht, ist von den Krankenkassen nicht erwünscht. Es muss effizienter gehen. Die Verhaltenstherapie, die die meisten Psychologen lernen, sieht vor, dass man in kurzer Zeit wieder Arbeitsfähigkeit herstellt und eine Rückkehr in den Alltagsberuf ermöglicht. Vielleicht geht das im Abarbeiten von Angstsymptomen, aber es geht nicht in Bezug auf die Durcharbeitung der Ängste im Hintergrund. Das braucht oft viele Jahre. So etwas ist unbezahlbar.

Wie lösen Sie dieses Dilemma in Ihrer psychoanalytischen Praxis?

Ich habe das Privileg, dass ich durch Verträge und Bücher nicht auf Honorare angewiesen bin; ich kann's machen wie Sokrates: Ich kann den Leuten für das, was ich bei ihnen lerne, sogar Geld zurückgeben, wenn sie's denn brauchen, um das, was sie bei mir gelernt haben, praktisch anwenden zu können.

Sie leben also eine Art buddhistisches »Dāna«-Prinzip? Das heißt, Sie geben Therapiesitzungen, ohne eine Gegenleistung zu erwarten …

Ja, ich nehme kein Geld für Dinge, die mir geschenkt werden – zum Beispiel für Vertrauen. Das muss ich mir erst einmal verdienen. Und es ist ein Geschenk, wenn ich es bekomme. Das kann unter Umständen dazu führen, dass ich Menschen mit Geld unterstützen muss für ihren Weg in die Freiheit. Sie lassen sich scheiden von ihrem Mann nach vielleicht achtzehn Jahren Reiberei – wie soll sich das finanzieren? Der Umzug allein ist schon nicht bezahlbar. Oder man muss als Studentin nochmals den Studienplatz wechseln, weil sich gezeigt hat, dass die erste Wahl ein Irrweg war. Soll man den alten Studiengang vollenden, obwohl man weiß, das wird eine lebenslange Quälerei, oder macht man jetzt das Richtige? All das kostet Geld, das aufzutreiben ist.

Also, mitunter kostet Psychotherapie Geld, und sie muss nicht Geld einbringen. Aber das ist alles nicht vorgesehen im normalen Routine-System. Es gibt sogar den Lehrsatz: Was nichts kostet, ist nichts wert. Viele Leute könnten überhaupt nicht kommen, wenn es kosten würde, was es normalerweise kostet. Das ist ein Privileg, ich will damit nicht angeben. Ich habe ausnahmsweise die Möglichkeit, ein Stückchen, ansatzweise – so mangelhaft es sein kann – Psychotherapie so zu betreiben, wie ich mir vorstelle, dass sie sein sollte, angesichts der Not der Menschen und im Sinne Jesu.

Die Psychotherapeutin Verena Kast erzählte mir in einem Interview, manche Menschen kämen mitunter nach dreißig Jahren zu ihr in die Praxis zurück. Nun ist es aber eine gängige Regel in der Psychotherapie, dass ein Prozess zu einem Abschluss kommen soll. Sprengen Ihre Therapien also diesen gewohnten »Rahmen«?

Wenn man einander als vertrauende Personen über eine Zeit begleitet hat, kann das gar nicht aufhören. Eine Therapie wird nicht abgebrochen; es ist nur so, dass das Gespräch im Laufe der Zeit vielleicht den Druck in der Leitung vermissen lässt. Dann kann man die Abstände zwischen den Gesprächen etwas dehnen. Man kann wie beim Schwimmen sehen, dass der andere drei Meter, fünf Meter oder zehn Meter auch ohne vorgehaltene Leine schwimmen kann. Und plötzlich hat er sich freigeschwommen und braucht gar keinen Bademeister mehr am Rand. Das ist ein schöner Zustand. Aber sollte sich daran etwas ändern, ist auch gewiss, dass nichts verloren gegangen ist. Im Bedarfsfall darf man wiederkommen.

Das klingt ganz nach der Vorstellung von guten Eltern, die loslassen können und doch im Hintergrund präsent bleiben.

Simpel gesagt: Man wird einen Menschen, auf den man sich einmal eingelassen hat, nie mehr los.

RICHARD PICKER UND GERHARD BAUER

Das glauben Sie ja selber nicht!

Glaube oder Wissenschaft? Priester oder Psychotherapeut? Kann man beides vereinbaren? Nein, sagt der Wiener Psychoanalytiker und Gestalttherapeut Richard Picker, der des Priesteramts enthoben wurde. Ja, sagt Pfarrvikar Gerhard Bauer, der auch als Logotherapeut in der Pfarre Muttergottes im Augarten/Wien arbeitet. Ein Streitgespräch.

Herr Picker, Sie waren über zehn Jahre lang im kirchlichen Amt. 1970 haben Sie die Soutane an den Nagel gehängt. Warum?

RICHARD PICKER: Da geht es um innere Vorgänge. Ich habe gemerkt, dass das eine das andere wegdrängt. Als ich die Gestalttherapie kennenlernte, war sie mir sofort nahe – gleich nach der Psychoanalyse. Es gab damals viele Leute, die fragten: »Wieso willst du dich ausgerechnet dem Fritz Perls (Mitbegründer der Gestalttherapie, Anm.) anschließen?« Aber ich habe ihn einfach auf Anhieb von A bis Z verstanden. Und obwohl es stichhaltige Einwände gegen ihn gab, war seine Präsenz im Moment größer als alles andere. Es ist nun immer die Frage, wie man zu so einer inneren Wahrheit steht – was es einen selbst kostet, was es die Öffentlichkeit kosten darf, und was es wert ist. Und wenn Sie da eine relativ klare Auffassung haben, dann haben Sie keinen großen Spielraum mehr …

Wenn es möglich gewesen wäre, Priester zu bleiben, zu heiraten und gleichzeitig Therapeut zu sein – hätten Sie es getan?

PICKER: Das hätte ich gemacht, das wäre die Traumlösung gewesen. Nur ging das nicht. Es geht ja nicht darum, was ich gerne machen würde, sondern was ich machen muss. Wir haben's in der katholischen Kirche mit einer Offenbarungsreligion zu tun, da kommt's nicht darauf an, wonach mir gerade ist. Da gibt's was zu vertreten. »Am Anfang war das Wort« – damit sind Sie geliefert! Entweder Sie setzen Ihr ganzes Vertrauen in dieses Wort, oder Sie tun es eben nicht. Aber Sie können nicht einfach sagen: Das gefällt mir nicht so sehr.

Herr Bauer kann beides vereinbaren.

PICKER: Herr Bauer hat sich um etwas gedrückt, oder er hat Entscheidungen verschoben. Er sollte sich zwei Fragen stellen. A: Warum bin ich Priester geworden? B: Wie lang kann ich das noch bleiben? Das sind Grundprobleme, die mit einem Weltbildwandel einhergehen.

GERHARD BAUER: Also, was ist für Sie so unvereinbar zwischen dem Seelsorger im Kleid des Priesters und dem Psychotherapeuten? Dass es Widersprüche gibt, dass Reibungspunkte auftreten, ist klar. Aber unvereinbar ist es für mich nicht. Nur wenn ich wie Sie als Psychotherapeut heirate, dann ist der Knackpunkt erreicht, weil das mit den Weihebedingungen nicht kompatibel ist.

PICKER: Ja, vereinbar ist es, wenn Sie Ihre persönliche Lösung leben können. Aber wenn Sie diese Lösung wirklich ernst nehmen und öffentlich vertreten, dann ist es nicht vereinbar. Es sei denn, Sie gehen in einen inneren Nicht-Kontakt mit Ihrem eigentlichen Ziel. Aber das ist auf Dauer nicht erträglich. Sie können nicht den Anspruch einer Offenbarung mit dem Anspruch einer wissenschaftlichen Wahrheit unter einen Hut bringen. Die Psychotherapie will ja mit allem, was sie hat, unbedingt eine Wissenschaft sein.

Ich kann mich nicht auf eine Offenbarung berufen und gleichzeitig bei Rousseau nachschauen. Die Kirche hat, glaube ich, die größte Schwierigkeit mit einem modernen Weltbild und mit allem, was solch ein modernes Weltbild mit sich bringt. Für Galileo Galilei gibt es die Schwerkraft, denn sie ist beweisbar. Für die Kirche gibt es die Schwerkraft, denn sie steht in der Bibel. Das ist ein großer Unterschied.

Bauer: Die Schwerkraft steht in der Bibel? Nichts in der Welt ist außerhalb der Offenbarung. Sonst müsste ich ja auch Weihnachten abschaffen.

Picker: Das gehört in einem modernen Weltbild ja auch abgeschafft! Das ist ein reines Geschäftsunternehmen. Einer der fünf oder zehn großen Mythen über eine Menschwerdung.

Bauer: Nein, ich meine das umgekehrt: Wenn ich die Welt als Theologe mit all dem, was sie ausmacht, mit all dem Geschaffenen nicht akzeptiere, müsste ich Weihnachten abschaffen. Es geht darum, dass ich an diese Zusage Gottes glaube, dass er diese Schöpfung so sehr will, dass er sich selbst darauf einlässt. Und nicht nur auf das Schöne und Gute, sondern auch auf die Abgründe des Lebens, auf das »Hinabgestiegen in das Reich des Todes«. Mit diesen Abgründen haben wir ja als Seelsorger und als Psychotherapeut zu tun.

PICKER: Also, beide Fraktionen versuchen diese Abgründe zu zähmen.

BAUER: Genau.

PICKER: Damit sind Sie aber schon auf einem Weg, der eigentlich unbiblisch ist. Sie haben nicht etwas zu zähmen, sondern um Erlösung zu bitten.

BAUER: Steht Zähmen nicht auch für den menschlichen Versuch, damit umzugehen, was so verquer daherkommt? Die Psychotherapie will innerweltlich so weit gehen, dass für diesen ganz konkreten Menschen und seine Abgründe eine Lösung möglich wird. Das heißt ja noch lange nicht, dass ich mich – bei aller Zähmung – nicht auch um Erlösung bemühen kann. Eine Erlösung, die von anderswo herkommt oder mir zugesagt wird.

PICKER: Das ist das eigentliche Vokabular, das wir uns zugelegt haben: »Es wurde mir zugesagt« und so weiter. Aber wenn Sie es näher betrachten und bedenken, ist das Schall und Rauch. Wer hat was gesagt und welche Bedeutung hat es? Es ist die Größe der rationalistischen Aufklärung gewesen, diese Rechts- und Linkskurven abzulehnen. Sie können mir das, was ich brauche, nicht zusagen, es geht einfach nicht. Mit welcher Autorität?

Wenn ich Klerikern etwas vorwerfe, dann dass sie lügen! Sie lügen, weil sie sich kein anderes Leben vorstellen können. Ich gebe Ihnen ein anderes Beispiel: Lesen Sie einmal ein paar Biografien der großen Hitler-Gefolgsleute. Es ist erschütternd, wie deren Lebensläufe immer weiter entgleiten, wie die Mordlust immer mehr zunimmt und Korrektivmaßnahmen nicht mehr greifen. Trotzdem wird das Ganze durch eine Behauptung sanktioniert, eine glatte Behauptung – und zwar: Wir werden siegen. Als Therapeut verstehe ich, dass man ein Lebenskonzept braucht, das irgendwie stimmig sein muss, aber das ist zu viel!

Herr Bauer, Sie haben vorhin Reibungspunkte bei der Kombination Priester-Psychotherapeut angesprochen. Welche meinen Sie konkret?

BAUER: Dadurch, dass ich die Psychotherapieausbildung gemacht habe, bewege ich mich immer wieder an den Rändern kirchlicher Verfassung. Nehmen wir zum Beispiel die Abtreibung. Als Kirchenmann habe ich eine klare Position zu vertreten, nämlich: Das ist nicht erlaubt. Als Therapeut habe ich aber einen Menschen vor mir, der möglicherweise eine Abtreibung gemacht hat, und ich muss dafür sorgen, dass dieser Mensch in einer guten, gelingenden Weise mit dem, was er erlebt hat, leben kann.

Wechseln Sie da die Rollen, sind Sie einmal Priester und ein andermal Therapeut?

BAUER: Nein, viele Menschen kommen ja gerade deshalb zu mir, weil sie die Kombination Psychotherapeut und Seelsorger wollen. Die Kirche darf ja auch Stellung beziehen zu einer Sache, ohne dass das für mich als Therapeut gelten muss. In der Kirche würde eine Abtreibung eine Sanktion bedeuten, nämlich die Exkommunikation. Als Therapeut hat der Mensch von mir keine Konsequenzen zu erwarten.

PICKER: Ist das nicht zu juridisch gedacht?

BAUER: Nein, denn auch wenn die Kirche sozusagen als Vorfeldorganisation für den Himmel hier Regeln aufstellt, kann ich sagen: Möglicherweise gibt's darüber hinaus noch eine größere Wirklichkeit, die genau das, was du an Schicksal da mitträgst, in der Barmherzigkeit auffängt.

Und was tun Sie in dem Fall, wenn eine Frau zu Ihnen kommt, die die Abtreibung erst plant?

BAUER: Ich glaube, ich muss sowohl als Therapeut wie auch als Seelsorger versuchen herauszuarbeiten, was das Beste für die Gesamtsituation ist. Da gehört die Frau dazu, das Kind, das sie im Leib hat, möglicherweise der Erzeuger, vielleicht andere Kinder, eine Familie und das soziale Umfeld. Um es mit Viktor Frankl (Begründer der Logotherapie, Anm.) zu sagen: Es ist meine Aufgabe, zu helfen, die in dieser Situation »sinnvolle« Lösung oder Entscheidung zu finden. Entscheiden wird dieser Mensch aber selber. Nicht ich. Auch wenn ich als Priester mit einem klaren Auftrag hier sitze, entscheidet immer noch der Mensch.

PICKER: Das klingt so zufrieden. Mach ma ein Hakerl und die Sache hat sich.

BAUER: Na, sie macht das Hakerl und nicht ich. Wenn dieser Mensch so entscheidet, wie ich nicht entscheiden würde, dann leide ich ja.

PICKER: Das kann ich nicht beurteilen, ob Sie leiden oder nicht. Das hängt von Ihnen selbst ab. Außerdem würde ich Sie vor dieser Kombination Therapeut-Seelsorger warnen, denn da kommen Sie aus den Schmerzen nicht mehr heraus.

BAUER: Wie ich mit meinen Schmerzen umgehe, ist eine andere Frage. Meine Schmerzen habe ich ja sowieso, ich kann mich in der Therapie nicht mit meiner emotionalen Wirklichkeit herausnehmen. Von solch einer Abstinenz träume ich nicht einmal mehr.

Herr Bauer, nehmen Sie die Kirche eigentlich nicht so ernst?

BAUER: Ich nehme die Kirche ernst, aber relativ. Die Kirche ist nicht das Erste für mich. Das Erste ist die Offenbarung. Ich sehe es nicht als meine Aufgabe, die Kirche zu verkünden, sondern das Evangelium. Die Kirche ist nur mein Dienstgeber und außerdem menschliches Machwerk. Frankl-mäßig sage ich: Nicht wir stellen die Fragen, sondern das Leben stellt die Fragen an uns. Auch die Kirche wird vom Leben angefragt.

Ecken Sie mit solchen Ansichten nicht an?

BAUER: Das weiß ich nicht, man hat mich noch nicht zum Gespräch eingeladen. Aber ich würde auch dort meinen Mund nicht halten. Für mich ist die Kirche immer noch weiter als zum Beispiel die sozialistische Partei, denn dort muss jeder sagen, was Parteiprogramm ist. Ich kann auch dagegen reden, ohne hinausgeschmissen zu werden.

PICKER: Eine Zeit lang geht das so. Wir müssten eigentlich streiten – dann kämen diese nebulosen Formulierungen von Leben, Fragen ans Leben et cetera. heraus und würden ihr wahres Gesicht zeigen. Aber so geht das irgendwie wie eine Schlange dahin, rechts, links, rechts, links, aber Sie glauben es ja selber nicht!

BAUER: Was glaube ich nicht?

PICKER: Was Sie jetzt gerade erzählt haben.

BAUER: Doch. Ich bin fest davon überzeugt, denn sonst würde ich das nicht schon dreizehn Jahre als eingetragener Therapeut aushalten.

PICKER: Das ist keine Kunst als eingetragener Therapeut. Gut, das ist ein anderes Thema, aber ich finde, so glatt geht das nicht!

BAUER: Es ist nicht glatt, das Leben ist keine glatte Geschichte.

PICKER: Kann Sie eigentlich noch irgendetwas überraschen?

BAUER: Natürlich können mich Dinge überraschen, aber wenn ich länger nachdenke, wachse ich hinein in die Überraschung, sodass sie ins Alltägliche integrierbar wird.

PICKER: Nützt nichts, es ist glatt.

BAUER: Wir werden uns nicht einigen.

Der wesentliche Faktor ist innere Ruhe

Der Gestalttherapeut Franz Ritter und der Journalist Martin Tauss bewegen sich an den Schnittstellen von Psychotherapie und Buddhismus. Franz Ritter als Naikan-Therapeut, einer östlichen Therapiemethode, die Meditation und Herkunftsarbeit vereint; Martin Tauss auf der wissenschaftlichen Ebene. Ein Austausch über die Gefahren gegenseitiger Verkürzungen, die Chancen eines Dialogs und die Vision einer modernen Bewusstseinskultur.

Bei meiner Recherche bin ich auf das Buch »Buddha and Shakespeare: Eastern Dharma, Western Drama« gestoßen. Herr Tauss, Herr Ritter, was Sie verbindet, ist, dass Sie sich beide sowohl für den östlichen Dharma, also die Lehre Buddhas, als auch für das persönliche Drama, das in westlichen Psychotherapien aufgearbeitet wird, interessieren. Mir scheint, dass es immer mehr Menschen gibt, die sich von genau dieser Schnittstelle angesprochen fühlen. Wie sind Sie beide eigentlich dazu gekommen?

MARTIN TAUSS: Ich erinnere mich an ein kleines rororo-Taschenbuch über Buddha, das ich als Unterstufenschüler in die Hand bekam. Das Interesse hat mich also schon sehr früh gepackt. Mit sechzehn Jahren landete ich dann bei Hermann Hesses Roman »Siddharta«, der mich sofort begeisterte. Konkret wurde es allerdings vor achtzehn Jahren, als ich durch Zufall auf die Yoga-Gruppe von Harald Tichy stieß, der

Dharma-Lehrer und Psychotherapeut ist. Hier wurde mir die buddhistische Lehre von Anfang an in der Doppelgestalt mit der westlichen Psychologie vermittelt. Ich habe diese Verbindung also quasi mit der Muttermilch aufgesogen. *(lacht)*

FRANZ RITTER: Die Muttermilch ist ein sehr gutes Bild. Der Dharma wird ja nicht selten mit der Muttermilch verglichen. Bei mir war es so, dass ich – angetrieben durch ein spirituelles Interesse – 1968 mit einundzwanzig Jahren zu einem Kreis »junger Wilder« um den damaligen Professor Hungerleider in der Buddhistischen Religionsgemeinschaft stieß. 1975 waren wir so weit, ein eigenes Meditationszentrum zu gründen, das spätere Buddhistische Zentrum Scheibbs, dessen erster Leiter ich wurde. Dort liefen schon bald drei Fäden für mich zusammen: Einerseits traf ich in Scheibbs meinen ersten buddhistischen Lehrer, andererseits besuchte ich parallel eine gruppenpädagogische und eine gestalttherapeutische Ausbildung.

Bevor wir uns der Schnittstelle zur Therapie zuwenden, würde mich noch interessieren, welcher buddhistischen Richtung Sie beide sich zugehörig fühlen?

RITTER: Jenseits von allem. Ich tue mir auch schwer damit, mich wirklich Buddhist zu nennen. Ich zähle zu viele verschiedene Strömungen zu meinem geistigen Hintergrund: Buddhismus, Daoismus, christliche Mystik, Yoga. Mein wichtigster Lehrer war wohl der Arzt Walter Karwath. Er hat den Buddhismus transformiert und das Buch »Buddhismus für das Abendland« geschrieben. Darin entwirft er das Modell eines sozialen Buddhismus, dem ich mich sehr verpflichtet fühle. Auf meinem Weg begegnete ich aber vielen weiteren Meistern, vor allem in Japan und China. Ich habe das immer gebraucht, mich in die Gegenwart solcher »erleuchteten« Personen zu begeben.

TAUSS: Ich gebe zu, dass ich das Meister-Schüler-Modell, wie es etwa im tibetischen oder Zen-Buddhismus gelebt wird, eher kritisch sehe. Mich spricht der Zugang des Theravada-Buddhismus an, in dem der Lehrende als Kalyanamitta, zu Deutsch »spiritueller Freund«, gesehen wird. Der Austausch findet auf Augenhöhe statt, sodass beide – Lehrer und Schüler – voneinander lernen können. Dieses Modell passt viel besser in unsere westlichen demokratischen Gesellschaften als ein Guru- oder Meister-Modell. Auch im Hinblick auf die Psychotherapie ist dieses Modell viel kompatibler. Ich glaube außerdem nicht, dass Buddha für ein Meister-Modell optiert hätte. Er bestellte dezidiert keinen Nachfolger. Stattdessen sagte er: Nach meinem Tod werden Dharma und Disziplin eure Lehrer sein.

Bleiben wir bei der westlichen Psychotherapie: Diese ist ja dem Gesetz nach zu weltanschaulicher Neutralität verpflichtet und strikt von religiösen Anschauungen zu trennen; andererseits gibt es Bereiche, in denen mit den praktischen Ressourcen des Buddhismus gearbeitet wird – denken wir etwa an das Windhorse-Modell oder auch an niedergelassene Therapeuten, die in ihrer Praxis Kompetenzen auf beiden Seiten haben. Was spricht dafür, östliche Praktiken in die therapeutische Arbeit im Westen einfließen zu lassen?

RITTER: Vorweg sollte gesagt werden, dass natürlich jede Transformation von Lehren, die vor über zweitausendfünfhundert Jahren für eine indische Agrargesellschaft entwickelt wurden, die im halb feudalen Zustand lebte, fragwürdig ist. Dennoch gibt es im Buddhismus Elemente, wie etwa den achtfachen Pfad, die komplett zeitlos sind. Das ist mehr als Therapie, das sind Grundlagen für ein geglücktes Leben. Und ich sehe es als eine Aufgabe der Therapie, Menschen zu einem geglückten Leben zu verhelfen. Auch die fünf Silas, die Leitlinien für ein sozial verträgliches Leben, sind tiefes Menschheitswissen. Es gilt also das aus dem Buddhismus herauszuholen, was für uns heute wirklich von Bedeutung ist.

TAUSS: Die Übernahme buddhistischer Praktiken wurde ja bereits in den siebziger Jahren von Jon Kabat-Zinn durch die Begründung der Achtsamkeitsbasierten Stressreduktion, kurz MBSR, losgetreten. Er gab den Anstoß für eine wissenschaftliche Auseinandersetzung mit dem Buddhismus, die sich bis heute weiterdreht. Man könnte sogar sagen, dass diese erst an ihrem Anfang steht. Immer mehr internationale Forscher befassen sich damit, über die Achtsamkeit hinaus weitere Praktiken aus der buddhistischen Lehre für ein säkulares, therapeutisch fundiertes Verständnis zu übersetzen. Ich denke hier etwa an die vier Brahmavihāra Wohlwollen, Mitgefühl, Mitfreude und Gleichmut – eine Praxis zur Kultivierung von Empathie – oder an die Erforschung von Samadhi, zu Deutsch »Sammlung« oder »Herzenseinigung«, die den Bereich der meditativen Bewusstseinszustände umfasst.

RITTER: Mit Samadhi liefern Sie mir ein gutes Stichwort. Neben den wertvollen pädagogischen Ratschlägen des Buddha sollte man nämlich nicht unterschätzen, welchen grundlegenden Unterschied der therapeutische Prozess haben könnte, würde die Psychotherapie auch meditative Zustände miteinbeziehen. Leider ist dieses Wissen in Therapeutenkreisen noch nicht sehr verbreitet. Der bekannte Hirnforscher Gerald Hüther ist aber fest davon überzeugt, dass Heilung nur passieren kann, wenn wir in tiefere Schichten vorstoßen, als dies bei »normalen« therapeutischen Interventionen der Fall ist. Hüther ist nebenbei bemerkt auch psychotherapiekritisch. Was er dennoch befürwortet, ist zum Beispiel die östliche Therapiemethode des Naikan, die meditative Grundzustände gezielt nutzt, um das Gehirn zu verändern. Der wesentliche Faktor ist hier die innere Ruhe, die sich einstellt – und die vergleichbar mit der normalen Meditation ist. Wer Naikan praktiziert, wird extrem offen und verletzlich, da seine Schutzmuster und Abwehrmechanismen wegfallen. Eine Teilnehmerin bei einem Seminar spürte auf einmal, wie die Muttermilch ihrer Mutter geschmeckt hatte. Diese andere Art des Wiedererlebens kann alles verändern, das man bisher über sich selbst erzählte. Das normale Selbstbild ist nach Naikan nicht mehr zu halten.

Ist man nicht in der klassischen Psychoanalyse möglicherweise auch sehr nahe an einem meditativen Zustand? Einerseits durch die hochfrequente Behandlung, andererseits den vielen Raum und die Stille, die dem Klienten ermöglicht werden?

RITTER: Wahrscheinlich ja, aber die Intention ist verschieden. Bei Freud ist ein Mensch geheilt, wenn er lieben und arbeiten kann, bei Adler wenn er lieben, arbeiten und sozial sein kann. Der Buddhismus hingegen hat die innere geistige Befreiung von den Leiden der Welt zum Ziel.

Aber wäre das nicht ohnehin der Ansatz moderner Psychoanalytiker?

RITTER: Sicherlich. Wenn man Erich Fromms »Buddhismus und Psychoanalyse« liest, ist man ziemlich in der Nähe. Das hängt aber vom inneren Selbstauftrag des Analytikers ab.

TAUSS: Ich denke, das Auftreten meditativer Geistesverfassungen ist in jeder Therapierichtung möglich. Es gibt eine Studie von Harald Tichy, der ein tiefes Präsenzerlebnis des Gesprächstherapeuten Carl Rogers in einer Therapiesitzung analysiert und in Beziehung zum Erleben von Samadhi setzt. Offensichtlich war dies bei Rogers ein konstitutives Element seiner Erfahrung, obwohl er selbst nicht Meditation praktizierte und auch keine Bezugspunkte zum Buddhismus hatte. Es ist also etwas, das sich auch ganz natürlich einstellen kann.

RITTER: Wenn man Rogers liest, spürt man, dass er von einer anderen geistigen Ebene her kommt. Auch die Klientenzentrierung im Gegensatz zur Expertenorientierung ist ja sehr aussagekräftig.

Es entspricht wohl dem Idealfall, wenn sich in einer Therapiesitzung heilsame Präsenz einstellt. Ich möchte jedoch auch die Schwierigkeiten ansprechen, die entstehen können, wenn sich Menschen mit psychischen Störungen anstatt in Therapie in Meditation flüchten. Ein aktueller Artikel in der Fachzeitschrift »Tricycle« trägt den Titel: »Are You Looking to Buddhism When You Should Be Looking to Therapy?« Das dürfte übrigens bereits C. G. Jung vorausgesehen haben, als er 1943 in einem Vortrag sagte: »Ich bin prinzipiell gegen die kritiklose Übernahme von Yogapraktiken durch Europäer, denn ich weiß zu genau, dass sie sich damit um ihre dunkle Ecke herumzudrücken hoffen.« Gibt es diese Tendenz, sich durch Meditation um eigene Schwierigkeiten im Bereich der Persönlichkeit »herumzudrücken«?

RITTER: Absolut. Meine Kritik an der gesamten aktuellen Achtsamkeitspraxis ist, dass sie komplett vergisst, dass wir nicht in diesem Augenblick geboren sind. Ja, wenn ich erleuchtet bin, erlebe ich die Welt vielleicht wie ein ständig Neugeborener. Aber solange ich noch nicht dort bin, werde ich gesteuert von einer Vergangenheit; sie hat mich auch zum Buddhismus gebracht. Insofern muss ich das beachten. Die buddhistische Praxis des Satipatthana wird verkürzt als Weg der Achtsamkeit übersetzt. Sati bedeutet aber sowohl Achtsamkeit als auch Erinnerung. Damit sind wir eigentlich in der Psychotherapie. In der buddhistischen Praxis wird darauf leider oft vergessen. Mit einem Bild könnte man sagen: Alle schauen völlig achtsam auf den Moment, bis sie dann über einen Stein fallen, weil sie sich nicht daran erinnern, dass sie möglicherweise dieser Stein zum Stolpern bringen könnte.

TAUSS: Den Aspekt der Erinnerung sehe ich hier bezogen auf das Ganze der buddhistischen Lehre: Als Praktizierender sollte man darum wissen, dass Achtsamkeit nur ein Glied des achtfachen Pfades ist und mit allen anderen eng zusammenhängt. Mit der Übersetzung von Achtsamkeit in säkulare Anwendungen geht dieses Wissen verloren. Die Achtsamkeit wird aus dem ursprünglichen Kontext von Weisheit und Ethik herausgelöst. Um aber zurückzukommen zum Problem der »Flucht« in die Meditation: Da glaube ich, dass es wichtig ist, ein adäquates Verständnis von Samadhi, also der geistigen Sammlung, zu entwickeln. Leider wird der Begriff oft mit »Konzentration« übersetzt, und mit starrer Konzentration kann man sich tatsächlich schwierige Emotionen und verdrängte Probleme gut vom Leibe halten. Doch letztlich zielt buddhistische Meditation auf die Kultivierung einer »weichen«, offenen, gefühlsdurchlässigen Präsenzerfahrung.

Viele Therapeuten und Dharma-Lehrer gehen davon aus, dass
buddhistische Praxis und Psychotherapie einander nicht aus-

schließen müssen, sondern gegenseitig bereichern und dass Men-
schen hier durchaus zweigleisig unterwegs sein können …

TAUSS: Vielleicht ist das auch das Kennzeichen eines spezi-
fisch westlichen Buddhismus, wenn er sich weiterentwickelt.
Es wird oft gesagt, der westliche Buddhismus sei synkretistisch:
Es kommen hier alle buddhistischen Traditionen zusammen,
und es bildet sich etwas Neues heraus. Ich glaube, das Uni-
kat eines westlichen Buddhismus müsste eine psychologische,
therapeutische und neurowissenschaftliche Fundierung sein.
Das wäre dann eine neue Richtung, die zur Bereicherung des
ganzen Spektrums beitragen würde. Wir haben ja derzeit sehr
schwierige Bedingungen, um den Dharma zu praktizieren.
Wir leben in einer schnelllebigen Gesellschaft mit radikalen
Umbrüchen. Beziehungen brechen rascher auseinander, es gibt
viele Trennungen und Patchwork-Familien.

Unser Alltag ist bestimmt von einem ungemein hohen Ar-
beits- und Leistungsdruck. Das psychosoziale Stressniveau ist
vielleicht so hoch wie nie zuvor. Es ist deshalb auch kein Wunder, dass viele westliche Buddhismus-Praktizierende früher
oder später auf psychische Probleme stoßen. Die buddhistische
Praxis kann dazu führen, dass Schwierigkeiten auftauchen, da
es sich um einen Öffnungsprozess handelt. Achtsamkeitsmeditation kann sogar traumatische Erfahrungen aus dem Unbewussten ans Tageslicht bringen. Darum finde ich es so wichtig,
dass westliche Dharma-Praktizierende eine enge Anbindung an
eine psychotherapeutische Reflexion haben.

Sie schlagen hier in eine Kerbe mit dem amerikanischen Bud-
dhismus-Forscher Robert Thurman, der fordert, dass alle westli-
chen Dharma-Lehrer eine psychotherapeutische oder psychologi-
sche Ausbildung absolvieren sollten.

RITTER: Müssten! Sollten ist mir zu wenig. Ich kann diese Forderung nur unterstreichen. Wir hatten schon 1976 im ersten Sommerlager in Scheibbs einen tragischen Fall. Nach einer tibetischen Praxis brach bei einer Frau eine Schizophrenie aus. Sie kam in die Psychiatrie, wurde wieder entlassen, war angeblich ruhiggestellt, hatte aber latente Suizidgedanken. Und leider hat sie ihrem Leben kurz darauf tatsächlich ein Ende gesetzt. Wir brauchen also dieses Wissen, um abschätzen zu können, wem man welche Übungen zumuten kann. Zen-Übungen oder die Instruktionen im Vajrayana sind mächtige Instrumente, das ist keine Spielerei. Für uns war es in Scheibbs außerdem immer wieder merkwürdig, Lehrer zu erleben, die uns eigentlich nicht zurechnungsfähig erschienen. Dennoch sitzen dann zwanzig Leute dort und starren den Guru an.

Die These, dass es gerade Menschen mit narzisstischer Persönlichkeitsstruktur in die Arme des westlichen Buddhismus treibt, wird aktuell vermehrt diskutiert. Geht das, was Sie ansprechen, in diese Richtung?

RITTER: Ja, komplett, ich denke hier etwa an einen Lehrer mit eindeutig narzisstischer Persönlichkeit; ein Mann, der mit zwei Teilnehmerinnen mit zweihundertfünfzig Stundenkilometern in eine Kurve auf der Autobahn fuhr, ins Schleudern kam, und alle drei Insassen waren tot. Dieser Mann war im Vorfeld stolz darauf, keinen Führerschein zu haben, kaufte sich aber von seinen Honoraren ein großes, schweres Auto.

Wie kann es sein, dass sich hier keine Kritik äußert?

RITTER: Das ist eben der Haken des Buddhismus. Es gibt keine Autorität, die in dem Augenblick sagen kann: Du bist es nicht.

TAUSS: Zusätzlich gibt es im Buddhismus ja noch das Aus-balancieren zwischen Vertrauen und kritischem Hinterfragen. Buddha selbst hat das kritische Denken extrem hochgehalten. Er betonte immer wieder: Hinterfragt die Autoritäten und schaut nicht auf Äußerlichkeiten, sondern spürt selbst hin, was sich richtig und heilsam anfühlt. Das gilt für die Lehrenden und die Lehre selbst. Jeder ist eingeladen zu schauen, ob all das einer kritischen Überprüfung standhält.

RITTER: Richtig, es gibt den Zen-Spruch: Großes Vertrauen, große Zweifel, große Erleuchtung – so geht der Weg.

Dieselbe Gefahr, die sich für den Einzelnen ergibt, dass er die buddhistische Praxis, ihres spirituellen Charakters entkleidet, zum Teil eines narzisstischen Karriere-Projekts macht, gibt es mittlerweile auf gesamtgesellschaftlicher Ebene. Wie groß schätzen Sie die Gefahr ein, dass Achtsamkeit und Co. immer mehr zum Werkzeug der Selbstoptimierung beziehungsweise eine weitere Facette der neoliberalen Leistungsgesellschaft werden?

TAUSS: Diese Gefahr ist sicherlich gegeben. Ich denke an Firmen wie Google oder Amazon, die Achtsamkeitspraktiken ganz bewusst zur Effizienzsteigerung bei ihren Mitarbeitern einsetzen. Auf diesem Weg wird die Achtsamkeit zum Teil einer kommerziellen Firmenlogik. Das ist für mich eine Pervertierung, wenn Achtsamkeit dazu dienen soll, den Profit zu vergrößern. Wenn Achtsamkeit im Bereich der Psychotherapie verwendet wird, kann man sagen, dass es sich um die Übersetzung in einen anderen Kontext handelt, aber es handelt sich um ein analoges Ziel, nämlich dem Menschen zur Entfaltung zu verhelfen und ihm zu helfen, mit Problemen und Schwierigkeiten umzugehen.

RITTER: Für mich zeigt sich darin die bedingungslose Hingabe an eine wahnsinnige systemische Verwirrung, in der wir uns alle momentan befinden. Die gesamte Menschheit dient nur mehr einem Projekt, und das heißt: Mach die Reichen reicher. Das ist das einzige Leitprojekt, das wir im Augenblick haben.

TAUSS: Ganz so würde ich es nicht sagen – aber es gibt sicher dieses starke Streben nach materiellen Zielen, und das ganze System ist sehr von dieser Gier getrieben.

Dass buddhistische Praktiken in das kapitalistische System eingespeist werden, ist die Negativ-Variante. Inwiefern könnte eine richtig verstandene Achtsamkeit aber heute vielleicht gerade dabei helfen, die großen Herausforderungen der Menschheit zu stemmen – Stichwort Klimawandel?

TAUSS: Im Laufe der letzten Jahrzehnte sind so viele Therapiemethoden entstanden, die auf Achtsamkeit aufbauen. Ich glaube, dass das erst der Anfang ist. Es gibt im Buddhismus so viele Schätze zu heben. Der deutsche Philosoph Thomas Metzinger fordert etwa die Einführung einer säkularen Achtsamkeitspraxis in den Schulen. Das ist ein spannender Ansatz.

RITTER: So eine Art der Geistesschulung, wie man sie aus der buddhistischen Lehre herausdestillieren kann, wäre wünschenswert. Man könnte aus dem Buddhismus eine Art Geistestraining erlernen. Was wir uns heute alle viel zu wenig bewusst machen, dass der Geist eine eigene Einheit ist, die trainiert und entwickelt werden muss. Wir schauen eigentlich nicht, was wir alles in unseren Geist hineinfüllen. Rechte Nahrung bedeutet ja auch: Schaue ich mir diesen Krimi mit dem viertausendachthunderteinundachtzigsten Mord jetzt noch an oder drehe ich den Fernseher ab? Es geht um diese Reizüberflutung und dass man sich oft die Frage gar nicht mehr stellt, womit man seinen Geist täglich füttert. Diese Form der Geistesschulung wäre für mich momentan also noch zentraler als die Übernahme der Achtsamkeit. Zu erkennen, dass der Geist ein Rohstoff ist. So wie es in einem buddhistischen Lehrgedicht heißt: Vom Geiste gehen die Dinge aus, sind »Geist-geboren, Geist-gezeugt«. Wenn ich den Geist recht behandle, schreibt das Gedicht weiter, folgen zwingend Glück und Ruhe. Das braucht Zeit, Hinwendung, Vertiefung, Sammlung – das sind die Werkzeuge. Worum es wirklich geht, ist den Geist zu verstehen und seine Möglichkeiten zu erkennen.

MICHAELA NOWAK UND
KLAUDIA GEHMACHER
Jeder Mensch ist psychosefähig

Der 1994 in Wien gegründete Verein Windhorse bietet Alltagsbegleitung für Menschen mit Psychose-Erfahrung an. Diese basiert auf dem in den achtziger Jahren in Boulder/Colorado entwickelten Windhorse-Modell des amerikanischen Psychiaters und Psychoanalytikers Edward M. Podvoll. In ihm fließen Elemente westlicher Psychotherapie mit achtsamkeitsbasierter östlicher Meditationspraxis zusammen. Diese achtsame Betreuungsform soll es den Klienten ermöglichen, ihren eigenen Geist besser kennenzulernen und so kleine Schritte in Richtung Genesung zu machen.

Die Wiener Windhorse-Begleiterinnen Michaela Nowak und Klaudia Gehmacher berichten über ihre Arbeit mit Menschen mit Psychose-Erfahrungen. Sie erklären die Bedeutung von »Inseln der Klarheit« und wie ihre Klienten eine hilfreiche innere Landkarte entwickeln können.

Einschlägige Stellen berichten, dass die Zahl an Polizeieinsätzen aufgrund von Zwischenfällen mit Menschen, die spontan psychotisch wurden, während der Corona-Zeit gestiegen ist. Deckt sich das mit Ihrer Wahrnehmung?

MICHAELA NOWAK: Ich kann mir vorstellen, dass es viele Menschen gibt, die spontan »psychotisch« geworden sind. Das erlaubt die Interpretation, dass jeder psychosefähig ist und dass

61

»Psychose« als eine Bewältigungsstrategie aus einem Dilemma oder einer Enge heraus gedeutet werden kann.

KLAUDIA GEHMACHER: Was unsere Klienten betrifft, die meistens schon eine längere Geschichte mit sich tragen, hat es uns erstaunt, dass zumindest während des ersten Lockdowns auch eine Entlastung zu bemerken war. Die Stadt war stiller, das Treiben beruhigt, alle Menschen mussten zu Hause bleiben, man war plötzlich ein Teil vom Ganzen und nicht mehr jenseits der Gesellschaft. Viele unserer Klienten erhalten eine Berufsunfähigkeitspension und müssen nicht um ihr finanzielles Auskommen fürchten, nicht mehr als sonst auch. Für viele hat sich nicht so viel geändert. Da sie auch eher wenig bis keine Sozialkontakte haben, ist die Sorge einer Ansteckung auch nicht übermäßig hoch.

Sie haben gesagt, dass jeder Mensch psychosefähig ist. Wie sieht denn die Windhorse-Definition von Psychosen aus?

NOWAK: Wir sehen eine Psychose nicht als eine Krankheit, sondern als eine Bewusstseinsveränderung, die auch nur wenige Momente andauern kann. Der Windhorse-Begründer Edward M. Podvoll sprach daher vom »zweiten Zustand«. Viele Menschen kennen diese Momente, etwa im Verliebtheitszustand oder im Vollrausch oder auch wenn man zu wenig geschlafen hat. Dauert dieser Zustand jedoch immer länger, so fühlt sich das Ganze an wie ein Verglühen. Das Gefühl wird immer tiefer, ein Mensch kann sich nicht mehr als abgegrenzt gegenüber anderen erleben. Dies wiederum ist so anstrengend für den Organismus, dass er irgendetwas tun muss, um das über Wochen und Monate auszuhalten. Die Schizophrenie ist eine Form, die der Mensch findet, um diese schwierige Situation zu überstehen. Vergleichbar mit einem Stützgerüst oder auch mit Krücken.

GEHMACHER: Psychosen, wie Podvoll sie definiert, haben immer auch mit Desynchronisation zu tun. Wir schauen immer auf die Ebenen von Körper, Sprache und Geist. Desynchronisation passiert, wenn diese Ebenen nicht mehr zusammenstimmen. Da uns von Natur aus Synchronizität gegeben ist, bedeutet das also auch ein wenig Gewalt gegen sich selbst, diese aufzulösen. Das passiert etwa, wenn der Geist dem Körper sagt: »Du darfst jetzt nicht müde sein.«

Was steht hinter dieser Art von gewaltsamer Trennung, wie Sie es nennen?

NOWAK: Die Motivation für eine derartige Trennung ist das Nicht-wahrhaben-Wollen einer gewissen Realität, in der sich eine Person befindet. Wenn ich gesund bin und synchron, kann ich akzeptieren und aushalten. Ich kann mir denken: Aha, meine momentane Lebenssituation ist schmerzhaft oder eng, widersprüchlich oder kann nicht aufgelöst werden. Wir sind uns häufig gar nicht dessen bewusst, wie schwer Unsicherheit zu ertragen ist. In diesem Moment beginnt man herumzumanipulieren, ohne abzusehen, dass das zum Selbstläufer wird und eine eigene Dynamik aufnimmt, der man dann nicht mehr gewachsen ist.

Kommen wir in die Praxis: Nehmen wir an, ich erlebe einen Schicksalsschlag, der mich überfordert, etwa den Tod eines nahestehenden Angehörigen. Sie sagen, dass es sein könnte, dass ich dann selbst beginne, meinen Geist von meinem Körper zu trennen, um diese für mich in dem Moment nicht erträgliche Realität nicht wahrhaben zu müssen …

GEHMACHER: Ja, so könnte man es sagen. Mir fällt das Beispiel einer älteren Dame ein, die ihr Leben lang sehr ängstlich war. Ihre Ängste waren jedoch nie ein Problem, da sie in einem behüteten Familienumfeld mit ihrem Mann und ihrem Sohn lebte. Als dann ihr Sohn als Erwachsener auszog und unglücklicherweise kurz darauf ihr Mann verstarb, war das offenbar zu viel für sie. Ihre Ängste wuchsen sich zu Panikattacken aus, sodass sie in die Psychiatrie kam. Dort jedoch geschah ein interessanter Umschwung; ihre Ängste verschwanden, stattdessen schien sie immer wieder sehr abwesend zu sein.

Als sie wieder entlassen wurde, tat sie zu Hause bizarre Dinge. Sie stand zum Beispiel jeden Tag mehrere Stunden in ihrer wunderschönen Kombinage draußen auf der Straße und roch an den Rosen im Vorgarten. Man konnte nicht sagen, dass es ihr schlecht ging, aber sie war offensichtlich in einem anderen Zustand. Und Gott sei Dank gab es umsichtige Nachbarn, die immer wieder zu ihr sagten: »Frau XY, Sie sind ja noch gar nicht angezogen«, wenn es kalt war, und sie ins Haus zurückbegleiteten. Es gibt eine Tendenz der Umgebung, Bewältigungsmechanismen liebevoll wahrzunehmen.

NOWAK: ... ja, wenn die Ausformung so freundlich ist.

GEHMACHER: ... aber sogar bei den aggressiven Ausformungen reagieren die Betroffenen äußerst besänftigt und beruhigt, wenn sie gütig betrachtet werden. Wenn man ihnen nicht ausredet, was sie denken, sondern versucht dahinterzublicken und versteht, dass es sich um ein Stützgerüst handelt. Das bedeutet nicht, dass man dieses auf ewig stützen sollte. Es geht vielmehr darum, eine Person dort abzuholen, wo sie gerade steht.

Als Windhorse-Betreuerinnen sehen Sie wohl auch dort die Bewältigungsstrategie, wo Angehörige vermutlich nur die Anstrengung sehen …

GEHMACHER: … oder auch das Erschreckende oder Beschämende. Man erlebt ja einen massiven Verlust. Auf einmal gibt es die Person, die man kennt und geliebt hat, so nicht mehr, oder sie verhält sich zumindest ganz anders. Angehörige sind wichtig, da sie einen starken inneren Radar haben. Sie spüren oft viel genauer und früher ein Wiederaufkommen von psychotischen Zuständen.

NOWAK: Das heißt, zuerst muss eine Beziehung geknüpft werden, um irgendetwas zu bewirken. Für die Angehörigen ist das manchmal nur noch schwer möglich, da sie derart belastet sind. Oft braucht es außerdem einen frischen Blick von außen.

Der Begründer der Windhorse-Idee, Edward M. Podvoll, beschrieb als nächsten Schritt das Erkennen von »Inseln der Klarheit«. Was meinte er damit?

NOWAK: Von außen betrachtet tun wir Windhorse-Betreuer nicht sehr viel anderes als andere Assistenzdienste: Wir kochen mit den Klienten, gehen mit ihnen einkaufen, räumen auf. Es geht also um die innere Haltung, die zählt, und unsere Methode, die Dinge im richtigen Moment wahrzunehmen und anzusprechen.

GEHMACHER: »Inseln der Klarheit« zu erkennen ist Teil der Methode. Klarheit taucht auch in den stärksten psychotischen Zuständen auf. Es gilt, sie gemeinsam mit dem Klienten aufzuspüren und zu fördern. Ziel ist es, diese Momente immer weiter auszudehnen.

Könnte man also sagen, dass es die achtsame Beziehung ist, die letztlich »heilt«?

Nowak: Ja, denn sie lädt zur Heilung ein. Diese muss vom Klienten ausgehen. Wir können nur gute Bedingungen zu Verfügung stellen. Achte ich gut auf mich, so ist das immer etwas, das auch das Gesundheitspotenzial des anderen stärkt.

Wie kann man sich das in der Praxis vorstellen?

Nowak: Wenn ich die Wohnung eines Klienten betrete, versuche ich immer, meine Gedanken bewusst wahrzunehmen. Das kann sein: »Oh Gott, hier schaut's aus, hier sollte man zusammenräumen.« Ich sehe das dann bewusst als meine Agenda und nicht unbedingt als die meines Gegenübers. Ich folge keinem Fahrplan, sondern schaue, was die Beziehung bringt. Alles spielt sich innen ab. Für mich ist daher »präsent sein« das Allerwichtigste. Und mein Zugang ist das »Nicht-Wissen«.

Sie räumen also nicht gemeinsam auf?

Nowak: Manchmal schon. Ich erinnere mich zum Beispiel an einen Klienten, der mich bat, gemeinsam den Keller aufzuräumen. Dort stieß ich auf eine Unmenge an sensationell aufgetürmten Dingen. Es war allerdings sofort klar, dass er nichts weggeben wollte, da man alles noch brauchen könnte. In dem Moment ging es für mich darum zu erkennen, in welcher Logik er die Dinge tut beziehungsweise was für ihn wichtig ist und was ihn stresst. Wir kamen dann in einen Zustand, der mich an Kinderspiele erinnerte. Wir bauten aus halb vermoderten Brettern ein Regal. Ich allein würde das nie machen. Indem ich mich aber auf seine Welt einließ, machte das für mich Sinn. Wir spürten beide unsere Freude am gemeinsamen Tun und die gute Stimmung dabei. Meine Präsenz wirkte so positiv auf diesen Mann, dass er begann, sich selbst mehr zu spüren. Normalerweise fiel er in der Betreuung durch seine Rastlosigkeit auf. Außerdem war es sehr schwer für ihn, Dinge zu beenden. Obwohl er das Regal eigentlich fertig machen wollte, sagte er auf einmal ganz von selbst: »Ich bin müde, hören wir auf.« Sein Körper, sein Geist, seine Gefühle sagten ihm: »Jetzt ist es gut.« Das bringt Klarheit und war ein Riesenschritt für ihn, den man als Betreuungsperson sehen muss.

Der Mann hatte also durch das gemeinsame Spüren die Chance, selbst zu fühlen, was seine Bedürfnisse sind. Mich erinnert das stark an das Co-Regulieren von Kindern, die bis zu einem gewissen Alter auch eine Bezugsperson brauchen, um ihre Gefühle klar zu spüren, zu benennen und auch darin gehalten zu werden … ist Ihre Betreuung auch eine Art »Nachbeelterung«?

GEHMACHER: Definitiv. Unsere Betreuung würde gar nicht funktionieren, würden wir uns im Team nicht verstehen. Und wir treffen uns ja auch einmal im Monat zur Teamsitzung zu dritt mit dem Klienten. Hier passiert Synchronisation auf einer weiteren Ebene.

Bauen Sie damit eine Art Familiensituation nach?

NOWAK: Das könnte man so sagen. Die Situation zu dritt ist für viele Klienten zu Beginn besonders schwierig und herausfordernd. Man kennt sich nicht sofort aus, da jede Beziehung in einem anderen Prozess steckt. Auch das kennt man aus Familien. Ein Kind wird immer einen ganz eigenen, besonderen Umgang mit jedem der beiden Elternteile haben. Wenn alle zusammen sind, fühlt es sich nicht unbedingt immer harmonisch und leicht an!

Mir fällt dazu Podvolls erste langjährige Klientin Karen ein, mit der er gemeinsam sein Arbeitskonzept entwickelte und die durch das Zusammenleben in Podvolls alternativem Behandlungszentrum, später auch »Haus der Freundschaft« genannt, von ihren Psychosen geheilt wurde. Können Ihre Klienten eigentlich irgendwann ähnlich psychosefrei leben wie Karen?

GEHMACHER: Menschen haben am Ende eines Windhorse-Projekts idealerweise so etwas wie eine innere Landkarte entwickelt. Ihr Organismus führt sie möglicherweise wieder in psychotische Zustände, wenn sie sich zu vielen Reizen aussetzen, zu viel arbeiten oder zu wenig schlafen, aber sie erkennen, was war, bevor die Psychose begann. Sie sind also geschult darin, auf sich zu achten und sich rechtzeitig Hilfe zu holen.

Ich frage mich, wie »geschult« man tatsächlich sein kann, wenn man psychoseanfällig ist. Vor einiger Zeit hat mir die Berliner Psychotherapeutin, Buchautorin und selbst Psychosebetroffene Verena Kammerer erzählt, dass sie über viele Jahre symptomfrei leben konnte, indem sie immer rechtzeitig, wenn sie das Heraufziehen einer Psychose spürte, die Arbeit zurückschraubte und ihre Medikamente höher dosierte. Als ihre Tochter von zu Hause auszog und ihr Partner sie verließ, war sie dennoch innerhalb weniger Tage in einem psychotischen Zustand, der für sie schlimmer und tiefer war als je zuvor. Sie glaubte nicht mehr daran, diese Phase zu überleben …

NOWAK: Das ist leider so. Man ist nie auf der sicheren Seite, aber es gibt Anhaltspunkte…

GEHMACHER: Für viele Betroffene werden Freunde zum wichtigen Bestandteil der inneren Landkarte. Man kann sie fragen:

»Bin ich wieder komisch?« Ein Warnzeichen ist auch, dass man plötzlich wieder sehr fasziniert von etwas wird. In Finnland wird übrigens seit einiger Zeit der sogenannte »Open Dialogue« mit großem Erfolg durchgeführt. Nach einer Ersterkrankung wird versucht, alle verfügbaren Menschen im Umfeld eines Psychose-erkrankten an einen Tisch zu bekommen und gemeinsam über Unterstützungsmöglichkeiten nachzudenken. Der Aufbau eines derartigen Netzwerks führt dazu, dass rund achtzig Prozent der Betroffenen keine psychotischen Rückfälle mehr haben.

Wie kommt es konkret zur Aufnahme eines Windhorse-Projekts?

NOWAK: Der erste Schritt ist ein Informationsgespräch von rund einer Stunde mit einer Kollegin und einem Peer, sprich einer ehemals betroffenen Person.

GEHMACHER: Eine der Voraussetzungen ist, dass die betroffene Person selbst kommt und Hilfe sucht.

Das stelle ich mir sehr schwer vor, wo doch gerade bei Psychosen die Krankheitseinsicht ein schwieriges Thema ist. Ich nehme an, dieser Begriff wird Ihnen wenig gefallen …?

NOWAK: In der Tat sprechen wir davon eher nicht. *(lacht)* Die Einsicht in eine Diagnose muss bei uns nicht sein. Es reicht die Erkenntnis: Ich brauche etwas. Es kann auch sein, dass jemand sagt: »Man sagt zu mir, ich sei psychotisch, schizophren.« Wir betreuen Menschen, die Assistenz in ihrem Alltag suchen, und wir fangen da an, wo wir einen Funken spüren.

GEHMACHER: Jedes Projekt wird auch immer nur für ein Jahr abgeschlossen. Am Ende gibt es eine Evaluation. Momentan betreut Windhorse Wien fünfundzwanzig Klientinnen und Klienten, in Kooperation mit Angehörigen, Psychotherapeuten und Psychiatern. Leider haben wir eine lange Warteliste. Unsere Arbeit ist ja auch sehr personalintensiv. Die Basisbetreuung übernehmen wir immer zu zweit. Je nach Bedarf erhalten Klienten ein- bis dreistündige Basisbegleitungen pro Woche. Die durchschnittliche Projektdauer beträgt drei bis vier Jahre.

Gibt es denn auch Kontraindikationen für eine Windhorse-Arbeit? Wem würden Sie von dieser Betreuungsform abraten?

NOWAK: Zu Beginn entscheidet immer ein Gespräch mit einem Windhorse-Psychiater, ob unsere Form der Betreuung für eine Person passt. In letzter Zeit kommen gehäuft Menschen mit Borderline-Persönlichkeitsstörungen zu uns. Wir betreuen auch diese Personen gerne, wenn wir das Gefühl haben, dass diese Form für sie passt, was nicht immer der Fall ist.

Zum Schluss würde mich noch interessieren, wie man Windhorse-Betreuer wird. Ich nehme an, Fachwissen allein wird nicht ausreichen?

GEHMACHER: Leute, die bei uns zu arbeiten beginnen, haben entweder eine psychosoziale Grundausbildung oder kommen aus dem Bereich der Meditation. Wir erzeugen ein Feld, in dem man einander sieht, und das wirkt. Und wir schulen unsere Mitarbeiter gut für die Basisbegleitung, denn es macht einen großen Unterschied, wie man in den Dienst hineingeht: Ob man einem Menschen einfach nur hilft weiterzuleben oder ob Schritte in Richtung Synchronisation geschehen.

Meditieren Sie gemeinsam im Team?

NOWAK: Ja, Achtsamkeit ist selbstverständlicher Teil von Ausbildung und Beruf. Man muss mit sich selbst arbeiten und das Interesse haben, sowohl die Desynchronisation als auch die Inseln der Klarheit bei sich selbst zu entdecken.

SILVIA ZANOTTA

Wer sich schämt, möchte verschwinden

Die Schweizer Psychologin und Hypnose-Psychotherapeutin Silvia Zanotta ist Expertin im Bereich der Schamgefühle. Sie arbeitet mit Trauma-Überlebenden, die sich am liebsten »auflösen« würden. Im Gespräch erzählt sie über den schwierigen Umgang mit »toxischer Scham«, die Wichtigkeit von Zugehörigkeitsgefühlen – und über ihre Vergangenheit als Punk-Sängerin.

Frau Zanotta, liege ich mit meinem Eindruck richtig, dass das Gefühl der Scham erst in den letzten Jahren verstärkt von Psychotherapeuten in ihren Büchern thematisiert wird?

Silvia Zanotta: Ja, das stimmt. Als ich begann, mein Buch »Wieder ganz werden. Traumaheilung mit Ego-State-Therapie und Körperwissen« zu schreiben, gab es noch recht wenig Literatur. Einerseits denke ich, dass selbst Therapeuten Scham nicht als solche erkennen oder vermeiden, da es ein derart schlimmes Gefühl ist. Andererseits ist man durch die Weiterentwicklung der Traumatherapien in den letzten Jahren immer wieder besonders auf das Thema der Scham gestoßen.

Wie sind Sie zu dem Thema gekommen?

In meine Praxis kamen häufig traumatisierte Personen, die während der Stunde plötzlich dissoziierten, das heißt gedanklich völlig abdrifteten oder sich nicht mehr spürten und daher auch für den therapeutischen Prozess nicht mehr zugänglich waren. Um ehrlich zu sein, war ich damit zu Beginn meiner Tätigkeit recht überfordert. Ich versuchte daraufhin, besonders freundlich zu dem Klienten zu sein, was die Sache aber häufig noch verschlimmerte. Erst viel später bemerkte ich, dass sich diese Leute eigentlich in Grund und Boden schämten, weil sie überzeugt waren, dass sie schlecht sind oder an allem selbst schuld.

Wieso ist Freundlichkeit kein günstiger Umgang mit Scham? Was ist die Alternative?

Für Traumatisierte sind Klarheit und Abgrenzung sicherheitsspendend, nicht unbedingt Freundlichkeit. Diese fühlt sich für jemanden, der etwa sexuellen Missbrauch erfahren hat, mitunter sogar gefährlich an. Er hat ja viele Male erlebt, dass man der Freundlichkeit nicht trauen kann. Das ist im Körper gespeichert. Der Klient versucht sich demzufolge zu schützen, reagiert mit Ablehnung oder blockiert. So sagte eine in der Kindheit schwer traumatisierte Person einmal zu mir: »Ich hasse es, wenn Sie so sanft mit mir sprechen!« Daher beginne ich heute mit »Psychoedukation«. Das heißt, ich erkläre den Menschen, dass das, was ihr Körper macht, eigentlich ein Schutzmechanismus ist, zum Beispiel die Dissoziation. Und ich tue alles, damit sich die betroffene Person sicher fühlt.

Gehen wir nochmals einen Schritt von der Behandlung zurück. Warum brauchen Menschen überhaupt das Gefühl der Scham?

Die Scham spielt eine wichtige Rolle in der kindlichen Entwicklung, und sie hat eine Anpassungsfunktion in der Gemeinschaft. Mir gefällt der Ansatz des Somatic-Experiencing-

Traumatherapie-Gründers Peter Levine, der sagt, dass die Scham so eine intensive Emotion sein muss, damit gewisse Dinge wirklich verinnerlicht werden. Ein Beispiel: Wenn Kinder mit circa achtzehn Monaten beginnen die Welt zu erkunden, müssen ihre Eltern ihnen in Gefahrensituationen ganz klar gewisse Grenzen aufzeigen. Etwa dass es nicht geht, auf die Herdplatte zu greifen oder auf dem Balkongitter herumzuklettern. Die Klarheit und vielleicht auch Schärfe, mit der dies gesagt werden muss, ruft beim Kind zuerst ein Erschrecken, dann ein Zurückziehen, sich Abwenden und Verbergen, einen Vorläufer der Scham hervor. Man kann dieses Phämonen übrigens auch gut bei Tieren beobachten. Wenn kleine Elefanten etwas tun, das für die Herde gefährlich ist, werden sie sofort gemaßregelt. Die Kleinen senken daraufhin den Kopf zu Boden und gehen in eine typische Scham-Physiognomie.

Scham als Anpassungsfunktion klingt positiv. Wie kommt es, dass viele Menschen später im Leben trotzdem eher mit Schamgefühlen kämpfen? Kaum jemand kennt zum Beispiel nicht das unangenehme Gefühl, das man hat, wenn man vor einer Menschenmenge sprechen soll.

Was Sie ansprechen, ist das Ergebnis von Beschämung. Kommen wir zurück zu dem Beispiel des Kindes, das etwas Verbotenes oder Gefährliches tut. Reagieren die Eltern auf das Verhalten des Kindes mit Beziehungsabbruch, indem sie das Kind hart strafen oder wegschicken, so lernt das Kind nicht: »Das, was ich hier tue, ist nicht okay«, sondern: »Ich bin als Ganzes nicht okay.« Passiert dies regelmäßig, wird das zu einer Selbstabwertung, die das Kind verinnerlicht, und es fängt selbst an sich abzuwerten. Es sind diese Prägungen, die uns im Erwachsenenalter dann immer noch blockieren. In der

Therapie ist es daher wichtig, dass die Leute verstehen: Ich wurde beschämt, das kommt von außen, das gehört nicht zu mir. Und: Das ist nicht okay, ich hätte es verdient, geliebt zu werden. Die toxische Scham ist für unseren Organismus fast schlimmer als sterben.

Woran erkennen Sie als Therapeutin »toxische Scham«?

Scham ist oft schwer zu erkennen. Peter Levine sagt zwar, dass die Scham wie ein Dreihundert-Kilo-Gorilla mit im Therapieraum sitzt, zumeist versteckt sie sich aber hinter anderen Gefühlen wie Angst, Wut oder Ekel. Scham ist ein äußerst unangenehmes Gefühl: Wer sich schämt, möchte sich zurückziehen oder verschwinden. Ich habe in meiner Praxis erlebt, dass manche Menschen fast kollabieren oder in einer Verkrampfung verharren.

Sie meinen also, ein beschämter Mensch bricht körperlich zusammen?

Ja, er kann starken Schwindel und eine grenzenlose Ohnmacht erleben. Auch die Sprache führt uns vor Augen, wie schlimm dieses Gefühl ist. Schwer traumatisierte Personen sagen zum Beispiel: »Ich möchte mich auflösen.« Das ist schlimmer als: »Ich will nicht mehr, ich bring mich um.«

Wie arbeiten Sie dann in der Therapie mit Klienten, die ihre Scham bearbeiten sollen – ist das nicht gefährlich?

Wenn man mit der Scham arbeitet, ist es wichtig, ihr etwas Starkes entgegenzusetzen. Ich muss also vorher ganz viel Ressourcenarbeit machen, um auch die Würde und Lebensfreude eines Menschen mit im Boot zu haben. Auf der Körperebene halte ich es für ratsam, im Stehen zu arbeiten.

Neben Scham und Beschämung gibt es auch noch die Schuld. Der Psychoanalytiker Jens Tiedemann sagt: »Im Gegensatz zur Schuld kann die Scham nicht durch Beichten gelindert werden.« Wo sehen Sie den Unterschied zur Schuld?

Wenn ich mich schuldig fühle, habe ich immerhin eine Art von Verantwortung. Scham hingegen wird nur als schwach erlebt. Schuld kann man lindern, man kann sich ent-schuldigen. Alles, was mit Selbstabwertung zu tun hat, hat immer mit Scham zu tun. Man möchte sie verstecken und sich nicht damit befassen. Manche Menschen wehren Scham auch ab, indem sie andere beschämen oder überheblich, aggressiv und zynisch reagieren.

Leben wir eigentlich momentan in einer Beschämungskultur? Mir scheint, verschiedene Medienformate wie Castingshows oder gewisse Talkshows haben die kollektive Beschämung rundum gesellschaftsfähig gemacht, von dem, was in den sozialen Medien geschieht, ganz zu schweigen.

Wir leben sicherlich in einer Beschämungskultur. Andererseits gab es bereits im Mittelalter den Pranger. Das Phänomen der Schaulustigen hat es immer gegeben. Menschen haben immer schon gerne zugesehen, wie andere öffentlich gequält oder beschämt wurden. Das bedient auch gewisse psychologische Prinzipien, zum Beispiel sich gemeinsam über etwas aufzuregen, auch nach dem Motto: Wir gehören dazu, die nicht. Was sich verändert, sind die Themen.

Was sind die Schamthemen des 21. Jahrhunderts?

Meiner Meinung nach ist die Sexualität enttabuisiert, dafür wurde die Religion tabuisiert. Wer spricht heute noch über Religion? Für die meisten Menschen ist das schlichtweg nicht mehr wichtig.

Gibt es auch Geschlechterunterschiede bei den Themen?

Ja, ich glaube, Männer schämen sich wegen anderer Dinge als Frauen. Die Schaminhalte sind andere, da die Erwartungen andere sind. Eine Frau schämt sich, weil sie nicht die ideale Figur hat, ein Mann schämt sich eher, wenn er nicht männlich oder gar schwach ist. Bei Männern geht es weniger um Äußerlichkeiten. Wobei sich das auch zu verändern beginnt. Männer, vor allem aus anderen Kulturkreisen, neigen manchmal dazu, sich in ihrer Ehre gekränkt beziehungsweise beschämt zu fühlen.

Stephan Marks schreibt in dem Buch »Scham – die tabuisierte Emotion«, dass auch Ehrenmorde oder Selbstmordattentate das Resultat ausagierter Scham seien. Sind diese Ereignisse also allesamt »Traumafolgen« beziehungsweise Schamabwehr?

Die Art, wie mit Scham umgegangen wird, ist immer kulturell bedingt. Und natürlich gibt es Kulturen beziehungsweise Gesellschaften, in denen es Tradition ist, sich zu rächen, also zurückzubeschämen. Es ist dann einfach die Regel, sich so zu verhalten. Menschen, die in so einer rigiden Kultur leben, haben gar keine andere Wahl, weil sie sonst selber aus der Gemeinschaft ausgestoßen oder von dieser geächtet würden.

Wie kommt es dazu, dass die familiäre Ehre oder die Ehre eines Clans so hohe Bedeutung hat?

Ich denke, das hat mit der Suche nach Sicherheit zu tun. Leute, die in solchen fast totalitären Strukturen aufwachsen, fühlen sich darin geborgen und sicher. Auch orientierungslose Jugendliche, die in einer Gruppe mitmarschieren, mitjohlen oder mitsingen, fühlen sich auf diese Art und Weise sicher und dazugehörig. Eigentlich funktionieren wir immer noch genau gleich wie vor zwei Millionen Jahren – Menschen brauchen zwei Dinge ganz besonders: das Gefühl von Sicherheit und jenes von Dazugehörigkeit.

Wie lässt sich dieses kollektive Verhalten aufbrechen?

Das ist sehr schwer, denn hier handelt es sich ja um Glaubenssysteme. Ich denke, das geht nur, wenn diese Leute auch andere Kulturen kennenlernen, ansonsten ist es ja die Welt für sie. Darum ist es auch zum Beispiel so schwierig für junge Leute, die in Westeuropa in beiden Gruppen leben. Ich denke, diese Jugendlichen erleben eine große Verwirrung. Für sie ist die Gefahr, beschämt zu werden, wenn sie sich nicht an diese Regeln halten, sehr groß. Hier hat Scham eben auch diese Anpassungsfunktion, die sichert, dass sie weiter bei der Gemeinschaft bleiben. Ansonsten werden sie ausgestoßen; und ausgestoßen zu werden ist eigentlich das Schlimmste für den Menschen. Früher hat das den Tod bedeutet; emotional empfinden wir das immer noch so wie unsere Vorfahren aus der Steinzeit.

Der Psychiater Hans-Joachim Maaz, der bis 1989 in der DDR als Arzt tätig war, sieht in der Abwehr früher Scham auch eine der wesentlichen Ursachen für die Entstehung einer »narzisstischen Gesellschaft« im Westen. Würden Sie dem zustimmen?

Die Frage ist zuerst, von welcher Art von Scham Maaz spricht. Ich finde, da sollte man genau differenzieren. Er meint wohl nicht gesunde Scham, sondern die bereits zuvor erwähnte toxische Scham, die durch Beschämung entstanden ist. Klar führt frühe Beschämung dazu, dass man abspaltet oder andere beschämt – neben Erstarren oder Flucht ist die Aggression immer eine Form der Schamabwehr, die auch zu Gewalt führen kann.

Maaz geht noch weiter, indem er sagt, dass diese Form der frühen Beschämung »massenpsychologisch zu Feindbilddenken, Extremismus und Sündenbockjagd« führt – Gewalt also, wie Sie sie ansprechen; und er vergleicht das Auftreten gewisser schambedingter Strukturstörungen aus der Nazizeit und der DDR mit unserer heutigen Gesellschaft und ihren rechten Tendenzen. Kann man denn einen Zusammenhang zwischen einer politischen Entwicklung und einer möglicherweise kollektiv vorhandenen Scham herstellen?

Rechte Strukturen herbeizuwünschen ist sicherlich eine Form der Schamabwehr. Diese rigide Form des Reagierens passt aber vor allem zur Traumatisierung. Ich denke, dass hier die transgenerationale Weitergabe von Traumata eine große Rolle spielt. Die Kinder oder Kindeskinder von Eltern, die den Zweiten Weltkrieg erlebten, hatten unter Umständen keine Eltern, die ihnen ein sicheres Bindungsangebot machen konnten. Außerdem belegen Forschungen, dass Traumata über Generationen vererbt werden.

Ließe sich daraus schließen, dass wir im Westen eigentlich noch gar nicht reif genug sind, um in einer hoch entwickelten, liberalen Demokratie zu leben – wo es immer noch so viele traumatisierte Individuen gibt, die mit einer Form von Beschämung ringen, die sie möglicherweise sogar durch »transgenerationale Weitergabe ererbt« haben?

Ich denke, das Problem ist hier eher, dass wir in einer Leistungsgesellschaft leben. Aktuelle neurobiologische Erkenntnisse zeigen, dass sich zuerst die rechte Gehirnhälfte entwickelt. Erst mit circa sieben Jahren kommt die linke Gehirnhälfte wirklich zum Tragen. Frühförderung im Sinne von Leistung, die nicht spielerisch und zwanglos erfolgt, ist also in Wahrheit schwierig für das kindliche Gehirn. Es wäre daher so wichtig, dass die Kinder Zeit für ihre soziale und emotionale Entwicklung haben. Aber viele Kinder im Vorschulalter haben Agenden wie kleine Manager. Das freie Spiel und die Zeit zum Sein kommen dabei komplett zu kurz. Wir sind von früh auf sehr links-hemisphärisch fokussiert. Dinge wie Empathie sind jedoch eher in unserer rechten Gehirnhälfte angesiedelt. Und Empathie wäre doch gerade so wichtig für die Demokratie. Daneben spielt die Betonung auf Selbstoptimierung sicherlich eine große Rolle; alles wird in den Dienst der Selbstoptimierung gestellt – das passt ebenso wenig zur Demokratie.

Sie haben im Laufe Ihres Lebens auch andere Kulturen kennengelernt und als Jugendliche ein halbes Jahr in Brasilien verbracht. War das eine Art »Ausstieg« aus der Leistungsgesellschaft für Sie, beziehungsweise haben Sie dort etwas anderes vorgefunden?

Es stimmt, dass ich vor allem von meinem Vater streng katholisch erzogen wurde. Meine Mutter hingegen war eine Rebellin. Ich hatte also immer beides. Meine Schulzeit verbrachte ich in einem katholischen Internat. Was ich aber übrigens zu dem Zeitpunkt selbst so wollte, da ich bereits viele Internatsabenteuerromane gelesen hatte und mir das Ganze sehr toll vorstellte. In der Realität war es dann ein wenig anders. Ich sehe diese Zeit heute aber nicht negativ. Sie hat mich geprägt und ohne sie hätte ich vielleicht nicht den Weg eingeschlagen, Therapeutin zu werden. Und um zur Leistungsgesellschaft zurückzukommen: Ich bin nach der Schulzeit tatsächlich eine ganze Weile alleine durch Brasilien gereist. Damals war es noch ganz anders dort! Der einzelne Moment war viel wichtiger. Die Hauptsache war, sich über das Leben zu freuen. Es gab eine andere Form des Im-Hier-und-Jetzt-Lebens; etwas, das wir hier im Westen in der Form verloren haben – die Menschen in Brasilien mittlerweile jedoch auch. Man lebt oft entweder mehr in der Vergangenheit oder in der Zukunft, aber sehr wenig im Moment.

Als Reaktion auf Ihr Aufwachsen waren Sie nicht nur in Brasilien, sondern wurden auch Sängerin der Punkband Mother's Ruin. Wie hat Sie diese Zeit geprägt?

Ich habe es geliebt, zu singen, zu tanzen und auf der Bühne zu stehen! Damals reagierten die Leute in der Schweiz natürlich mit Abwehr auf uns. Wer so etwas tat, war schon ein Außenseiter. Das bekam man auch immer wieder zu spüren. Man wurde ausgelacht oder nicht mehr überall eingelassen. Diese Tatsache hat mir aber viel Freiheit gegeben, da ich auf diese Weise lernte, mein Ding durchzuziehen und auf Bauchentscheidungen zu hören.

Wie ist es heute für Sie, auf einer Bühne zu stehen?

Mit der Musik war es nie schwer, vor die Menschen zu treten. Und es macht mir in der Tat auch heute noch Spaß. Für mich war es zu Beginn eine viel größere Überwindung, als Therapeutin auf einer Bühne zu stehen, da sich das fremd anfühlte.

Wie wurden Sie von der Punksängerin zur Therapeutin, und warum zog es Sie nicht zur Musiktherapie?

Ich war ja zuerst Übersetzerin von Beruf und dachte tatsächlich, ich würde einmal Musikerin werden. Mein Interesse für Psychologie entwickelte ich, als meine beiden Töchter auf die Welt kamen. Ich wusste damals, dass ich es nicht so machen wollte wie meine Eltern, hatte aber auch keine Idee, wie ich es sonst machen sollte. Also begann ich während der Schwangerschaft mit meiner zweiten Tochter Psychologie zu studieren. Musiktherapie war für mich keine Option, da man dafür ans Konservatorium gemusst hätte. Nun habe ich zwar immer schon Klavier gespielt, aber gerade in der Punkzeit wehrte ich mich dagegen, etwas zur Perfektion zu lernen. Meine Bandkollegen konnten am Anfang vielleicht vier, fünf Akkorde spielen. Dadurch sind aber total coole Songs entstanden. So etwas ist nicht mehr möglich, wenn man zu viel kann. Ich habe übrigens immer noch gerne jugendliche Klienten, die aufmüpfig sind. Die verstehe ich bis heute gut.

BETTINA ZEHETNER

Frauen trauen
ihrer Wahrnehmung zu wenig

Bettina Zehetner ist Philosophin, Lehrbeauftragte der Universität Wien und Autorin zahlreicher Bücher zum Thema feministische Psychotherapie und Beratungspraxis. Sie steht dem Wiener Verein *Frauen* beraten Frauen** vor, der sich seit 1980 für Geschlechtergerechtigkeit einsetzt. Im Gespräch berichtet sie über soziale Machtverhältnisse und die Chancen eines richtig verstandenen Feminismus.

Frau Zehetner, Sie arbeiten seit mehr als zwanzig Jahren in der Familienberatungsstelle Frauen* beraten Frauen*. Sind Sie bewusst Beraterin und nicht Therapeutin?

BETTINA ZEHETNER: Ich habe selbst für einige Jahre eine Analyse gemacht, bin jedoch zu dem Schluss gekommen, dass mir das themen- und lösungsorientierte Arbeiten, wie es in der Beratung möglich ist, mehr liegt. Als Beraterin darf ich direktiver vorgehen, wenn etwa Gewalt im Spiel ist, oder rechtliche Auskünfte geben. Hier ist die Psychotherapie doch deutlich strenger. Außerdem habe ich den Eindruck, dass die Ratsuchende in der Beratung in ihrer eigenen Handlungsfähigkeit erwachsen bleiben kann. Sie regrediert viel weniger und empfindet sich selbst als nicht so abhängig von der Beraterin. Zu guter Letzt finde ich die Beratung auch politisch interessanter, da sie immer auch gesellschaftliche Verhältnisse miteinbezieht. Die Psychotherapie ist doch von einer großen

83

Innerlichkeit geprägt und kann leicht zu einer Art Nabel-schau werden. Bei persönlichem Leid ist dies aber natürlich berechtigt.

In Ihren Schriften nehmen Sie aber auch die Psychotherapie in die Pflicht, sich politisch zu positionieren, indem Sie die Forde-rung nach einer dezidiert feministischen Psychotherapie aufstel-len. Sie verwenden dafür die Schlagworte »Politik statt Patholo-gisierung« – was genau meinen Sie damit?

Die Probleme der Menschen, die zur Beratung kommen, sind nie nur individuelle Probleme, sondern immer Teil gesell-schaftlicher Machtverhältnisse. Eine feministische Haltung bietet einen Ausweg aus der Individualisierung sozialer Pro-blemlagen. Diagnosen sind als Deutungen körperlicher und psychischer Zustände immer auch abhängig von den Normen und Werten einer Kultur. In Krankheitsbildern, ihrer Inter-pretation und Behandlung werden Geschlechternormen in-szeniert. Das gegenwärtige Bild der Depression beispielsweise ist statistisch und ikonografisch weiblich. Frauen haben ein doppelt so hohes Risiko, an einer Depression zu erkranken, beziehungsweise Frauen werden doppelt so häufig als depressiv diagnostiziert wie Männer.

Es geht nicht darum, einer fragwürdigen »Normalität« zu entsprechen, sondern Lebens- und Handlungsmöglichkeiten zu erweitern, eigene Wünsche zu entwickeln und sich als Ge-stalterin des eigenen Lebens zu begreifen.

Mir fällt dazu eine Aussage der Sozialarbeiterin und Psychothe-rapeutin Angelika Grubner ein, die das Buch »Die Macht der Psychotherapie im Neoliberalismus« verfasst hat: »Ich behaupte, dass ein nicht unbeträchtlicher Teil der Berufsgruppe eine (Ab-

wehr-)Haltung einnimmt, die das Zusammendenken von Politik und Psychotherapie verhindert.« Sehen Sie das genauso?

Das stimmt sicherlich. Allerdings erlebe ich schon, dass es mittlerweile in vielen Therapierichtungen ein Wahlfach gibt, das sich Gender-sensible oder Gender-reflektierende Psychotherapie, manchmal sogar feministische Psychotherapie nennt. Breite Gesellschaftsschichten haben nur leider momentan ein generelles Problem mit dem Begriff »Feminismus«. Erst kürzlich kam eine Frau zu mir in die Beratung, die sagte: »Gestern hat mich mein Mann wieder so beschimpft.« Als ich genauer nachfragte, stellte sich heraus, dass er sie »Feministin« genannt hatte. In meinen Augen ist das ein Kompliment! Mir kommt leider vor, dass sich der Mainstream gar nicht mehr damit beschäftigen will, was der Begriff überhaupt bedeutet. Feministisch steht dann sofort für radikal, männerhasserisch, kriegerisch und böse. Dass es sich beim Feminismus um ein für beide Geschlechter befreiendes Denken handelt, wird viel zu selten gesehen. Ich stelle eine große Denkfaulheit fest.

Kommerzialisiert ist der Begriff aber mittlerweile schon; man denke nur daran, dass etwa die Sängerin Beyoncé auf der Bühne steht und sagt: »I'm a feminist«, oder dass H&M T-Shirts mit dem Aufdruck »Feminism« verkauft!

Richtig. Aber das sind eben inhaltsleere Formeln. Mein Anliegen wäre es, den Feminismus wieder positiv zu bewerten. Und wieder und wieder zu erklären, was dieser an Freiheiten für Frauen *und* Männer bringen kann.

Bräuchte es ein anderes Wort, um die Kernbotschaften des Feminismus besser zu transportieren?

Wir haben das in der Beratungsstelle immer wieder probiert, angefangen bei »emanzipatorischer Beratung«, »Gender-reflektierender Beratung« bis zu »geschlechtersensibler Beratung«. Diese Begriffe sind aber doch recht holprig und wenig aussagekräftig. Außerdem geht für mein Dafürhalten der Inhalt verloren, wenn eine Sache so weichgespült daherkommt.

Das Patriarchat scheint aktuell mit gewissen Führungsfiguren wie Trump oder Orbán einen Aufschwung zu erleben. Wie schätzen Sie diese Entwicklung ein?

Das Patriarchat war nie verschwunden. Man darf nicht unterschätzen, dass es gar nicht so lange her ist, dass selbst das Familienrecht bei uns noch sehr patriarchal war. Bis in die siebziger Jahre brauchten Frauen auch noch die Unterschrift ihres Mannes, um arbeiten gehen zu können. Das Eherecht baut mittlerweile auf Gleichberechtigung. Die Rechtssprechung vollzieht aber momentan wieder einen Backlash. Das Schwierige ist für mich, dass aktuell so vieles parallel passiert. Es gibt fortschrittliche Rollenbilder: Mädchen wird zum Beispiel gesagt, sie können Astronautin werden und Bundespräsidentin und den Burschen: Natürlich kannst du Kindergärtner werden. Aber in der Praxis passiert im Moment des Zusammenziehens und erst recht, wenn eigene Kinder kommen, bei den meisten Paaren eine Art Retraditionalisierung. Hierzu gibt es bereits Studien. Man spricht fortschrittlich, handelt aber traditionell. Angelika Wetterer spricht treffend von einer »rhetorischen Modernisierung«. So gute Vorsätze beide gehabt haben, wenn's dann konkret wird, sagen viele Männer: Oh, was werden die Kollegen sagen, wenn ich in Karenz gehe? Und würde meine Karriere nicht leiden? Die große Gefahr der Altersarmut bei Frauen hängt damit zusammen, dass nach wie vor viele Frauen ganz selbstverständlich in die zumindest längere Karenz gehen.

Die Anzahl der Männer, die in Karenz gehen, steigt aber doch stetig …

Hier muss man genauer hinsehen, was tatsächlich passiert. Es ist leider so, dass – obwohl sich Männer an der Kinderbetreuung beteiligen – die Hauptlast nach wie vor bei den Frauen liegt. Eine aktuelle Studie besagt, dass mittlerweile fast ein Fünftel der Väter in Österreich in Karenz gehen, aber ausschließlich in den beiden Sommermonaten. Oft handelt es sich dabei um die Ferien, in denen die Frau auch einen guten Teil dieser Zeit zu Hause ist. Es ist also noch keine wirkliche Umstellung passiert. Die Soziologin Gerlinde Mauerer, die hierzu Interviews geführt hat, konnte feststellen, dass nach diesen zwei Monaten viele der Väter noch immer nicht wussten, wo das Gewand der Kinder liegt, wer der Hausarzt ist oder was die Kinder gerne essen, da diese Dinge nach wie vor die Frau übernommen hatte. Bei manchen Vätern, die länger in Karenz waren, wurde eine Putzfrau eingestellt. Väterkarenz sollte eigentlich den nachhaltigen Effekt haben, dass auch nachher mehr partnerschaftlich geteilt wird.

Wenn Sie von der »Hauptlast« sprechen, klingt für mich auch der Begriff des »Mental Load« an, der aktuell immer mehr in den Fokus rückt. Was ist damit genau gemeint? Und inwiefern halten Sie diesen Begriff für zutreffend oder eben nicht?

Mental Load bezeichnet die Last der unsichtbaren Aufgaben im »Unternehmen Familie«. Allzu oft tragen Frauen diese Last allein. Gemeint ist damit die Planung, Koordination und Organisation von Haushalt und Familienalltag, also die tausend Dinge, die zu bedenken sind, um einen möglichst reibungslosen Ablauf des Familienzusammenlebens zu gewährleisten – vom Überblick, welche Lebensmittel, welche Kleidung und welche Spiel- und Schulsachen wann und wo gebraucht werden über die Koordination von Sozialkontakten, Homeschooling und Arztterminen bis hin zum Im-Blick-Haben des Geburtstags der Schwiegermutter, für die auch noch ein passendes Geschenk zu finden ist.

Was ist so anstrengend daran?

Das Anstrengende dabei ist, nie frei zu haben. Mental Load gewährt keine Vierzig-Stunden-Woche, keinen Urlaub und keinen Krankenstand, denn Haushalt und Familie müssen rund um die Uhr versorgt und betreut werden. Das Sich-Kümmern um Kinder, kranke und betagte Personen kennt keinen freien Sonntag. Es lindert den Mental Load nicht, wenn Männer bei diesen Aufgaben »mithelfen«. Sie müssen sich selbst für all diese Dinge verantwortlich fühlen, denn es sind auch ihr Haushalt und ihr Familienleben. Hier sind wir als ganze Gesellschaft aufgerufen, die Zuständigkeit für die Sorgearbeit nicht mehr allein bei den Müttern zu verorten, sondern gerecht auf beide Geschlechter aufzuteilen. Das ist übrigens auch eine sehr wirksame Strategie gegen Gewalt in der Partnerschaft. Aktuelle Studien über »Caring Masculinities« zeigen, dass die Häufigkeit von Gewalt des Partners gegen die Partnerin deutlich sinkt, wenn Männer ihren Anteil an der Sorgearbeit übernehmen. Sie sind mit ihrer Fürsorglichkeit auch ein positives Role Model für ihre Söhne.

Wie lässt sich der Mental Load in der Familie besser verteilen?

Der Mental Load ist kein Problem von Einzelnen, es ist ein strukturelles Problem, das politische Lösungen benötigt. Der Kreislauf der Erschöpfung durch das Nie-gut-genug-Sein kann nur durchbrochen werden, wenn die mentale Last sichtbar gemacht und aufgeteilt wird. Und das lohnt sich für alle Beteiligten in einem Familiensystem!

Werden wir noch konkreter: Wie groß ist der Spielraum, den jede einzelne Frau im Moment hat, wirklich?

Ich stelle fest, dass jene Frauen besser dastehen, die die Dinge möglichst konkret ansprechen, noch bevor sie mit einem Mann ein Kind bekommen. Wie viele Monate würdest du in Karenz gehen? Wann sind deine Arbeitszeiten? Wann sind meine? Ganz optimal fände ich es, wenn sich Frauen bereits vor einer Beziehung überlegen würden, wie sie es gerne hätten. Am schlechtesten funktioniert es bei den Frauen, die relativ wenig eigene Vorstellungen haben oder sich im Hinterkopf denken: Der Mann wird sich schon ändern, wenn er dann einmal Vater ist. Dann wird er ganz viel und gerne zu Hause sein. Solche Vorstellungen erweisen sich im Nachhinein oft als unrealistisch. Wenn Männer bereits beim Kennenlernen viel Wert auf ihre Karriere, auf das Pflegen ihrer Freundschaften und Hobbys legen, werden sie das mit einem Kind nicht so stark ändern. Es ist eine Wunschfantasie der Frauen, dass Kinder Männer ändern. Ich glaube, bei Frauen passiert das viel öfter, weil sie sich ändern müssen. Es können nicht beide davonlaufen. Aus den Erfahrungsgeschichten weiß man, dass es doch meistens die Frauen sind, die dableiben, während die Männer versuchen, ihr Leben weitgehend wie früher weiterzuleben. So schlittern viele Frauen in ein Leben, das sie sich so nie gewünscht haben.

Kommen wir von der Theorie in die Praxis Ihrer Beratungstätig-keit. Mit welchen Anliegen kamen Frauen 1999 zu ihnen, mit welchen heute?

Die Themen haben sich nicht wesentlich geändert. Es geht nach wie vor am meisten um den Bereich Familie und Be-ziehung sowie um Gewalterfahrungen, oft auch um Exis-tenzsicherung und die eigene berufliche Laufbahn. Was sich verändert hat, ist, dass viele Frauen heute viel mehr Schuld am Scheitern einer Beziehung oder am Verlust eines Jobs auf sich nehmen. Viele sagen dann: Ich war diejenige, die es nicht geschafft hat, die Ehe aufrechtzuerhalten oder den Arbeits-platz zu behalten. Es gibt hier einen großen gesellschaftlichen Druck auf Frauen, der auch medial vermittelt wird. Oft mün-det das in psychosomatische Erkrankungen oder psychogene Schmerzen. Das sind Schmerzen, bei denen keine physische Ursache gefunden wird. Der tragische Befund für viele Be-troffene heißt dann: austherapiert; dann geht es nur noch um Schmerzmanagement.

Die »Privatisierung« der Schuld ist aber doch Teil unserer indi-vidualisierten Gesellschaft insgesamt und Ausdruck eines bestän-dig steigenden Selbstoptimierungsdrucks. Geht es den Männern da nicht genauso?

Ich denke nicht in dem Ausmaß wie Frauen. Männer schaffen es anscheinend leichter, sich zu distanzieren, zumindest die Männer jener Frauen, die zu uns kommen. Viele sagen dann zu ihren Frauen: »Du hast ein Problem, geh du halt in die Beratung.« Oder im ganz extremen Fall: »Du bist ja verrückt. Du brauchst einen Arzt«; oder: »Du gehörst in die Psychiatrie!«

Historisch wurden Frauen oft als verrückt abgestempelt und in die Psychiatrie geschickt. Sie haben sich diesem Thema in Ihrer Dissertation »Krankheit und Geschlecht. Feministische Philosophie und psychosoziale Beratung« intensiv gewidmet. Sehen Sie diese Dynamik heute immer noch?

Leider ja, denn oft fragen mich Frauen im Erstgespräch: Bin ich schon krank? Viele Frauen trauen ihrer eigenen Wahrnehmung wenig. In letzter Zeit kommt das sogenannte »Gaslighting«-Phänomen vermehrt ins Gespräch, das die Sache sehr gut trifft. Gaslighting bedeutet, dass eine Person von einer anderen so lange verunsichert und manipuliert wird, bis sie ihre gesamte eigene Wahrnehmung infrage stellt. In Gewaltbeziehungen passiert es oft, dass ein Partner dem anderen erzählt: Was du denkst, ist falsch. In der Beratungsstelle begegnen uns dann Frauen, die in ihrem Selbstwertgefühl bereits so verunsichert sind, dass sie ihrem eigenen Urteil überhaupt nicht mehr trauen. Viele Frauen halten aber auch das Getrenntsein innerhalb der Beziehung schwer aus und erkennen nicht, dass es unterschiedliche Meinungen oder Wege geben darf.

Was macht es Frauen so schwer, sich etwas anderes als das Gegebene vorzustellen oder unkonventionelle Wünsche zu äußern?

Es ist manchmal leichter, sich hinter jemand anderem zu verstecken und dessen Vorstellungen zu übernehmen, vor allem, wenn man es – wie viele Frauen – von klein auf so vorgelebt bekommt. Die Dressur beginnt schon sehr früh. Wofür man Anerkennung bekommt, das wird bestärkt. Und kleine Mädchen bekommen einfach mehr Anerkennung für ihr Angepasstsein, ihre Hilfsbereitschaft oder Beziehungsorientierung als kleine Buben. Diese werden nach wie vor viel mehr auf

Autonomie hin erzogen. Eigenwilligkeit wird eher positiv gesehen. Wer früh lernt, dass Anpassung das Ziel ist, fragt sich später beim Aufkommen eigener Wünsche möglicherweise, ob er nicht krank ist.

Daher finde ich es übrigens besonders wertvoll, dass wir bei Frauen* beraten Frauen* auch Online-Beratung anbieten, denn so können uns auch Frauen erreichen, deren persönliche Hemmschwelle, zu uns zu kommen, aus Scham ansonsten zu groß wäre. Hier spielt die Anonymität des Schreibens eine wichtige Rolle.

Haben Sie da ein Beispiel?

Ich erinnere eine Frau vom Land, die wenige Kontakte hatte und sozial isoliert in einer schwierigen Ehe lebte. In ihren ersten Schreiben war sie unsicher, ob sie die Demütigungen und Beschimpfungen ihres Mannes als Gewalt bezeichnen sollte. Er gab ihr immer wieder zu verstehen, dass sie ohne ihn nichts wert sei und trat dagegen auf, dass sie selbst arbeiten ging. Der Prozess des Schreibens über ein Jahr hat sie sehr gestärkt, sodass sie schließlich aktiv Widerstand gegen seine Herabwürdigungen, die definitiv eine Vorstufe zu körperlicher Gewalt darstellten, leisten konnte. Das Interessante war, dass im Laufe der Zeit auch die Beziehung der beiden besser wurde, was mich besonders freute, da eine Trennung für diese Frau ohne eigenes Einkommen schwierig gewesen wäre.

Aber ist es nicht doch nötig, einem Menschen in der Beratung persönlich gegenüberzusitzen, um seine empathische Haltung zu spüren?

Nicht unbedingt. Im Schreiben entsteht eine sehr nahe und intensive Beziehung. Viele Frauen berichten uns außerdem, dass sie gerade durch das Schreiben zu dem gekommen sind, was sie brauchen, und dass sie es schätzen, die Texte weiterhin als Stütze zu haben. Manche erzählen zum Beispiel: Ich habe mir meine erste Anfrage und Ihre Antwort wieder hervorgeholt. Es ist ja unglaublich, was sich in diesem Jahr getan hat. Mithilfe der schriftlichen Dokumentation wird die persönliche Entwicklung manchmal deutlicher und expliziter, als wenn ich jede Woche in die Beratung komme und erzähle. Das Mündliche ist dann auch ein Stück weit wieder weg. Wir nehmen uns übrigens auch sehr viel Zeit, um die Qualität unserer Online-Beratung zu gewährleisten. In einem Team von vier Frauen besprechen wir immer wieder die Anfragen und unsere Antworten darauf, bis hin zu einzelnen Formulierungen.

Sie sind in einer Kleinstadt in Oberösterreich aufgewachsen. Hätten Sie sich vielleicht damals als Kind oder Jugendliche schon gewünscht, dass es eine Stelle wie Frauen* beraten Frauen* gibt?

Das ist ein spannender Gedanke. Es stimmt, dass ich viele Frauen in meinem Umfeld als nicht wirklich erfüllt erlebt habe. Das Modell der klassischen Familie kam mir rundherum – bei meinen Freunden und Klassenkolleginnen, den Nachbarn, eigentlich überall – als etwas Einschränkendes, im Sinne von relativ traditionellen Rollenbildern, vor; und nicht so, wie man sich ein glückliches, freies Leben vorstellt. Ich erlebte schon damals einige Scheidungen bei Eltern von Schulkolleginnen im Umfeld als sehr schmerzhaft. Mein Gedanke dazu war tatsächlich häufig: Diese beiden Menschen haben sich doch noch nie verstanden, hätte man diese traurige Entwicklung nicht verhindern können? Eine Beratung vor der Eheschließung hätte da bestimmt geholfen. Ich bin deshalb auch heute dafür, dass sich sowohl Männer als auch Frauen, egal ob gleichgeschlechtlich oder gegengeschlechtlich, bevor sie eine bestimmte Beziehungsform eingehen, beraten lassen. Eine Ehe ist ja ein Vertrag. Da sollten beide wissen, was der Abschluss für sie konkret bedeutet – finanziell und rechtlich, von der Beistandspflicht im Sinne gegenseitiger Unterstützung bis hin zur partnerschaftlichen Aufteilung der unbezahlten Haus- und Sorgearbeit.

Sie sagen, die Frauen in Ihrem Umfeld waren zum Großteil in unglücklichen Ehen »gefangen« – woher bezogen Sie dann Ihr Vorbild? Wer waren die starken Frauen in Ihrem Leben, die Sie motiviert haben, sich für Frauen zu engagieren?

Ich habe meine eigene Mutter als starke Frau erlebt. Allerdings lebte sie sehr traditionell, sodass ich immer das Gefühl hatte, sie hätte auch ganz anders leben können. Ich hätte sie mir gut als Lehrerin vorstellen können, sie hat tolle Erstkommunions- und Firmgruppen geleitet. Es passt heute für sie, wie es war, aber ich glaube, da wäre noch viel denkbar gewesen. Diese verpassten beruflichen Möglichkeiten haben mir immer leidgetan. Beruflich waren wohl am ehesten meine Lehrerinnen und natürlich Schriftstellerinnen Vorbilder für mich. Frauen, die schreiben, haben mich immer schon fasziniert. Ich habe schon sehr früh Bachmann und Jelinek gelesen. Durch die Lektüre der »Liebhaberinnen« habe ich mich enorm bestärkt gefühlt. Das Gefühl, dass man auch aus traditionellen Rollen ausscheren darf, habe ich mir aus der Literatur geholt.

Apropos andere Rollen: In der Beratung arbeiten Sie gerne mit dem Mittel der Parodie, das heißt, Sie ermutigen Frauen, sich auch einmal so wie Männer zu verhalten. Haben Sie selbst je einen Mann gespielt?

In der Fantasie auf jeden Fall. *(lacht)* In der Realität leider nein, aber ich habe mich einmal auf ein Bewerbungsgespräch in einem Verlag so vorbereitet, dass ich plante, alles sehr »männlich« zu machen. Angefangen vom Gehen über das Sitzen und Raumeinnehmen bis zum Handschlag. Leider kam es dann nie zu diesem Gespräch. Aber ich probiere derartige Parodien gerne mit Freundinnen aus. Das geht auch sehr gut in die andere Richtung, dass man das »Weibchen«-Klischee so richtig auf die Spitze treibt. Humor erweitert Handlungsspielräume und ist darum wie im ganzen Leben auch in der Beratung wichtig!

ANGELIKA GRUBNER
Ich möchte meine Finger in manche Wunde legen!

Befeuert Psychotherapie aktuelle Machtverhältnisse? Die systemische Therapeutin und Philosophin Angelika Grubner stellt sich diese Gretchenfrage. Im Interview fordert sie eine selbstkritische Auseinandersetzung der Berufsgruppe mit ihrer gesellschaftlichen Position sowie die Neuorganisation der psychotherapeutischen Ausbildung.

Was ist es, das wir medial über die Psychotherapie »erzählt« bekommen?

ANGELIKA GRUBNER: Grundsätzlich wird die Botschaft vermittelt: »Reden hilft«, wie die Psychotherapie von einem Landesverband im ORF beworben wird. Die Psyche wird aktuell als emanzipatorisches Versprechen gehypt, weshalb die ganze Szene und selbstverständlich auch der Berufsverband unentwegt darauf hinweisen, wie wertvoll, wie hilfreich und wie emanzipatorisch unsere Arbeit ist.

Was ist so schlecht daran?

Es ist nicht schlecht zu sagen, dass wir wertvolle Arbeit leisten. Was ich beklage, ist das mangelnde politische Bewusstsein und die mangelnde Bereitschaft, eine machttheoretische, selbstkritische Auseinandersetzung zu führen. In dem Sinne von: Welchen Beitrag leisten wir zu den aktuellen Machtverhältnissen?

Was tun wir hier eigentlich? Was passiert in welchem Kontext? In welcher Epoche befinden wir uns? Welche Narrative sind momentan wirksam, die wir letztlich mittragen und befördern? Schon in der Ausbildung bräuchte es viel mehr Bezüge zu anderen Denktraditionen, etwa zur Philosophie oder zur Soziologie.

Worin besteht die »Macht« der Psychotherapeuten?

Wir Psychotherapeutinnen und -therapeuten haben eigentlich extreme gesellschaftliche Macht. In erster Linie sehe ich unsere Macht darin, dass wir den Boom der Psyche befördern. Wir verbreiten das Narrativ: Jede und jeder kann alles schaffen, solange eine Person nur hart genug an sich arbeitet. Im Moment erlebe ich außerdem, dass immer mehr menschliche Phänomene als behandlungsbedürftig eingestuft werden. Trauern etwa wird rasch einmal pathologisiert. Auf einer Metaebene tragen wir dazu bei, dass psychische Krankheiten statistisch zunehmen, denn wir müssen den Krankenkassen ja etwas anbieten: Ohne Diagnose kein Geld! Je mehr Therapeutinnen und Therapeuten auf den Markt kommen und arbeiten, desto mehr Kranke entstehen.

Ein wesentliches Stichwort Ihrer Publikation ist bereits gefallen – der Markt. Sie fassen den Bereich der Psychotherapie als wesentlich vom Markt gesteuert auf. Was meinen Sie damit genau?

Es ist schon erstaunlich, wie viele Psychotherapeutinnen und -therapeuten gerade produziert werden – in diesem kleinen Land! Wir hatten 1990 zu Beginn des Psychotherapiegesetzes neunhundertfünf tätige Personen, und jetzt sind wir über zehntausend. Die müssen ja ihre Praxen füllen. Wir sind in Wahrheit kleine Unternehmerinnen und Unternehmer.

Das Unternehmertum beginnt bereits während der Ausbildung, die sich jeder Kandidat hierzulande zu hundert Prozent selbst finanzieren muss. Sie erwähnen diesen elitären Zugang als einen wesentlichen Punkt in Ihrem Buch.

Ich finde es empörend, dass die Diskussion überhaupt nicht mehr geführt wird, ob es eine öffentliche Ausbildung geben soll – und das, obwohl die Psychotherapie der ärztlichen Hilfe gleichgestellt ist. Medizin kann ich immer noch irgendwo an einer öffentlichen Universität studieren, selbst wenn es private Unis gibt. In der Psychotherapie war das nie der Fall. Die Eignung kann meiner Meinung nach nicht das volle Geldbörsel oder der Kredit sein. Ich erlebe Leute in der Ausbildung, bei denen ich mir denke: Das geht einfach nicht. Es gibt Menschen, die dermaßen auffällig sind im Kontakt mit anderen, dass man sie nicht zur Ausbildung zulassen sollte. Man kann nicht alle nehmen, nur weil sie zahlen. Leider sind manche Vereine wahre Goldgruben – über die Privatunis brauchen wir gar nicht zu reden. Bei all diesen Kritikpunkten habe ich immer das Gefühl, das sind verbotene Themen.

Wie kam Ihr Buch »Die Macht der Psychotherapie im Neoliberalismus« eigentlich in der Kollegenschaft an?

Ich glaube, viele konnten nichts damit anfangen. Der Berufsverband wusste nicht einmal haptisch, was er damit tun sollte. Auf das von mir gesendete Rezensionsexemplar bekam ich einen Anruf mit der Frage, was man damit tun solle. Ich sagte, sie könnten das Buch als Rezensionsexemplar behalten, worauf ich die Antwort bekam, dass man das nicht wolle. Also wurde mir das Buch zurückgeschickt.

Trifft damit also zu, dass es eine starke Abwehrhaltung der Berufsgruppe gibt, Politik und Psychotherapie zusammenzudenken?

Natürlich. Dem Bundesverband ist klar, selbst wenn sie mein Buch verreißen, machen sie Werbung dafür. Ich habe im Ausland ganz andere Erfahrungen gemacht. In Deutschland und der Schweiz sind die Kolleginnen und Kollegen viel offener. Es gibt dort eine lange Tradition des kritischen Denkens, die hierzulande fehlt. Bei uns wird mir bei meinen seltenen Vorträgen immer wieder gesagt: »Aber warum sehen Sie nicht, was wir hier alles leisten?« Und: »Wie gut das den Menschen tut!« Diese Denkweise kann fast nicht zugunsten einer Metaebene verlassen werden. Es ist offensichtlich zu bedrohlich zu sagen: »Wir sitzen da mitten drinnen und sind Teil des herrschenden Systems.« Dieser Gedanke muss mit Händen und Füßen abgewehrt werden.

Welche Erkenntnis meinen Sie konkret?

Es geht um eine Ambivalenz, die bereits Foucault aufzeigte: Wie kann ich, obwohl ich von einem System durchdrungen bin, trotzdem ein Stück weit eine Grenze überschreiten? Aber ich gebe zu, mir geht es nicht anders als den Kolleginnen und Kollegen: Ich arbeite schließlich selber seit zwanzig Jahren als Therapeutin und bin somit mittendrin. Trotzdem möchte ich selbstkritisch darüber nachdenken, was ich hier tue, welche Funktion ich erfülle, kurz, meine Finger in manche Wunde legen. Auch ich lebe in dieser Ambivalenz!

Psychotherapie steht – mit Foucault gesprochen – in der Tradition der »Technologien des Selbst« – was bedeutet das?

Foucault hat in seinem Spätwerk, das unter dem Namen der Gouvernementalitätsstudien bekannt geworden ist, den Neo-liberalismus – man könnte sagen – vorhergesehen. Kurz gefasst heißt das, dass jede und jeder ein unternehmerisches Selbst sein soll, das sich am Markt behauptet. Staatliche Wohlfahrtssysteme werden heruntergefahren, und jede und jeder muss sich mit seinen Talenten und Fähigkeiten dem Konkurrenzkampf stellen. Das ist dann auch ein lebenslanger Arbeitseinsatz! Im Endeffekt arbeiten heute alle dauernd an sich selbst; denn an uns arbeiten, das ist heute ein »Must«. Da ist es nicht verwunderlich, dass die Psychotherapie zeitgleich installiert wird und boomt. Denn die Selbstbefragung ist ja ein gewichtiger Modus, genau diese Ressourcen bei sich selbst aufzuspüren.

Ist die Psyche also ein historisches Konzept, das wir überdenken sollten, da es uns anstatt frei eher unfrei und zu »Untertanen« der neoliberalen Marktwirtschaft macht?

Es ist in der Tat spannend zurückzuverfolgen, wann die Psyche eine derartige Ressource geworden ist, nämlich mit der Psychologie als Wissenschaft. Das Individuelle ist etwas, das am Übergang von der Feudalherrschaft zur Moderne entstand. Mittlerweile wird ganz selbstverständlich durch die Psyche regiert, wie die Soziologin Alexandra Rau es ausdrückt. Das bedeutet, dass jenseits von Strukturen signalisiert wird: Jeder kann unabhängig von äußeren Umständen alles schaffen. Was für ein Phantasma! Das führt zu Vereinzelung und fordert nicht zu politischem Handeln auf. Das sollte man sicherlich überdenken.

Die Philosophin Bettina Zehetner würde hier von einer »Privatisierung der Schuld« sprechen und sieht die feministische Psychotherapie als einen Weg, die Gespräche im Behandlungszimmer

nach außen hin zu öffnen und strukturelle Faktoren miteinzube-
ziehen. Was sagen Sie dazu?

Ich würde noch weiter gehen. Wir müssten eigentlich da-
hingehend arbeiten, uns selbst abzuschaffen. Ich bin immer
mehr geneigt, wie der Philosoph Byung-Chul Han zu sagen:
Wir müssen uns entpsychologisieren und in die Richtung einer neuen Existenz denken, die noch keinen Namen hat. Ich
würde sagen, im besten Fall ist es eine politische; eine, die
anders aussieht, als dieses ständige Um-sich-selbst-Kreisen,
eine Existenzform, die im öffentlichen Raum Dinge bewegt
beziehungsweise bewegen will. Dazu hätte übrigens Hannah
Arendt viel zu sagen, die sich zeit ihres Lebens für den Raum
des Politischen stark gemacht und der permanenten Selbstbe-
schau gerade kein emanzipatorisches Potenzial attestiert hat …

… ganz das Gegenteil von dem, was momentan Trend ist. Vor
meinem inneren Auge entsteht gerade das Bild der Abschaffung
von Diagnosen. Geht es auch in diese Richtung?

Diagnosen sind eine ambivalente Geschichte. Einerseits ermöglichen sie den Zugang zur Behandlung, andererseits schub-
ladisieren sie Menschen. Tatsächlich glaube ich aber, dass die
Frage der Diagnosen nicht unser größtes Problem ist. Denn
auch damit lässt sich heute ein Geschäft machen, wenn ich
daran denke, dass ich unlängst von einem Borderline-Kaba-
rett gehört habe … Ich glaube, Psychotherapie als Behandlung müsste den Fokus verstärkt auf Schwerkranke richten
und nicht auf die breite Masse der Bevölkerung, also Durchschnittsneurotikerinnen wie Sie und ich. Ich habe mir in meinem Buch die Frage gestellt, was es ist, das die Menschen von
der Wiege bis zur Bahre behandlungsbedürftig macht. Und

wie profitieren wir als Therapeutinnen und Therapeuten von diesen Verhältnissen?

Ich nehme an, Sie sprechen von den YAVIS-Klienten (Young, Attractive, Verbal, Intelligent, Successful, Anm.), die möglicherweise gar keine Therapie brauchen?

Natürlich. Es ist ja auch wesentlich einfacher für Therapeutinnen und Therapeuten, mit sogenannten Durchschnittsneurotikerinnen zu arbeiten, die gepflegt sind, pünktlich kommen und zahlen. Diese Klientel wünschen sich die meisten Kolleginnen und Kollegen. Chronisch Kranke aus dem psychiatrischen Feld finden nur äußerst selten einen Therapieplatz; auch deshalb, weil diese Arbeit besonders schwierig ist.

Sie arbeiten selbst seit Jahren auf dem Land – Ihre Klienten fallen also nicht immer in diese Gruppe. Was bedeutet das für Sie und Ihre Arbeit konkret?

Dort, wo ich meine Praxis habe, in einem kleinen Ort im südlichen Niederösterreich, könnten sich nur wenige eine Therapie leisten. Ich habe daher viele Kassenpatientinnen und -patienten aus sozial schwachen Gruppen. Ich gebe Ihnen ein Beispiel, anhand dessen ich die Themen meines Klientels stark zu spüren bekommen habe: die Fluchtbewegung 2015. Damals wurden fast alle laufenden Prozesse durch die aktuellen Geschehnisse beeinflusst und starke Neiddebatten kamen in Gang. Viele meiner Klientinnen und Klienten sagten damals: Die kriegen alles und wir nichts! Die Leute merkten ein Stück weit, dass sie von der Politik im Stich gelassen wurden. Viele von ihnen sind nämlich deshalb niedergeschlagen, wenn Sie wollen, depressiv, weil ihre Existenz ungesichert ist. Hier geht es nicht um »fit2work«! Soziale Probleme finanzieller Art werden so in die psychotherapeutischen Praxen verschoben.

Wie sah Ihre Behandlung aus?

Ich habe damals in die Richtung gearbeitet: »Den Geflüchteten geht es wie Ihnen.« Es ist natürlich eine Frage der therapeutischen Beziehung, was ich sagen kann und was eher nicht. Einigen Personen konnte ich auch ganz direkt sagen: »Müssten Sie sich nicht eigentlich verbünden mit den Geflüchteten und gemeinsam kämpfen und etwas fordern?« Ich habe den Eindruck, dieses »Ich fordere etwas« ist bei uns kaum vorhanden. Ich ermutige meine Klientinnen und Klienten daher auch oft, ihre Bürgerrechte einzufordern und zu sagen: »Ich habe ein Recht darauf.« Das ist allerdings wirklich schwierig, da wir in Österreich immer noch so einen monarchistischen oder auch austrofaschistischen Habitus haben. Ich meine damit dieses unterwürfige Bitten und Betteln, so als ob man etwas geschenkt bekäme, das einem gar nicht zusteht. Damit tun sich sozial schwache Personen besonders schwer, nicht nur weil sie es verbal oftmals nicht so gut können, sondern weil sie selber gar nicht mehr sicher sind, ob ihnen das überhaupt zusteht. Schließlich wurde ihnen auch jahrelang eingehämmert, dass sie nicht die großen Leistungsträgerinnen und -träger seien.

Sie haben vorher das Programm »fit2work« erwähnt, eines von vielen Programmen, um Menschen durch psychotherapeutische Maßnahmen wieder arbeitsfähig zu mache. Verkommt die Psychotherapie so zur »Reparaturwerkstatt« der Gesellschaft?

Teilweise fürchte ich: Ja. Zusätzlich ist es äußerst bedenklich – bestätigt aber meine Thesen –, dass der Ausbau der vollfinanzierten Psychotherapie im aktuellen Regierungsprogramm unter der Rubrik Armutsbekämpfung vermerkt ist. Da muss man doch hellhörig werden, wenn soziale Probleme im finanziellen Sinne therapiert werden – mit dem einzigen Ziel: »Schau, dass du möglichst rasch wieder ein unternehmerisches Selbst wirst!« Darüber redet in der Szene kaum jemand …

MARTHA PANY

Genesung ist jederzeit möglich

Martha Pany kennt beide Enden des Spektrums: Selbst lange
Jahre psychisch erkrankt, arbeitet sie heute als Ergotherapeutin in Deutschland und betreibt einen der erfolgreichsten Psy-
Podcasts im deutschsprachigen Raum. Während eines langen
Zoom-Gesprächs in der Corona-Pandemie berichtete sie über
ihre Erfahrungen in der Psychiatrie, das Recovery-Konzept
und ihren Podcast »Hoffnung hilft heilen«.

*Frau Pany, Ihre Podcast-Gespräche zeichnen sich dadurch aus,
dass Sie einerseits mit Ihren Gästen professionell zu verschiedensten Aspekten psychischer Gesundheit sprechen, andererseits ist immer wieder Ihre eigene Erfahrung als Betroffene spürbar. Zuhörer
merken rasch, wie sehr Sie selbst Expertin sind und das »System«
Psychiatrie aus mehreren Blickwinkeln kennen. Ich fände es
spannend, zu Beginn etwas mehr über Ihre eigene Biografie zu
erfahren.*

MARTHA PANY: Ich bin als mittleres von drei Mädchen im
Waldviertel aufgewachsen und war meiner Erinnerung nach
immer ein lautes und lebhaftes Kind. Das kippte, als ich vierzehn Jahre alt wurde. Damals bekam ich eine Essstörung, die in
Richtung Magersucht ging. Da meine Mutter Sozialarbeiterin
war, konnte sich diese Störung zum Glück nie »voll entfalten«.
Ich kam rasch in Therapie und »funktionierte« die Schulzeit bis
zur letzten Klasse weiterhin scheinbar gut.

Was war der Impuls, der hinter dem Wunsch, abzunehmen, stand?

Ich war immer ein pummeliges Kind, und Diäten gehörten seit der Volksschule zu meinem Leben. Ich kannte das auch von meiner Mutter, die nach drei Kindern nie mehr ihr Wunschgewicht erreichte. Mein Vater hingegen war immer schon sehr sportlich. Von ihm musste ich häufig ätzende Kommentare einstecken. Als ich das Abnehmen mit vierzehn ernster nahm, merkte ich rasch, wie gut es funktionierte. Und der Gedanke »Ich kann noch mehr schaffen« war schnell da. Wie für die Magersucht typisch ging es stark darum, über einen Aspekt des Lebens die absolute Kontrolle zu haben. Das hat mich einfach erwischt.

Sie haben gesagt, dass Sie sich als ein lautes Kind erlebt haben. Das kann man sich schwer vorstellen, wenn man Podcast-Folgen hört, in denen Sie immer mit sehr sanfter und ruhiger Stimme sprechen. Was hat sich beziehungsweise Sie verändert?

Viel einschneidender als die körperliche Veränderung mit vierzehn war der psychische Einschnitt. Ich wurde von einem lebendigen und robusten Kind zu einem ruhigen und introvertierten Teenager. Heute würde ich sagen, dass meine anfängliche Robustheit vielleicht eine Art Schutzpanzer war, um die eigene Verletzlichkeit und Verletztheit nicht zu spüren. Ich habe meine Unsicherheit mit »Lautsein« überspielt. Als dieser Schutz wegbrach, war ich schlagartig sehr empfindlich. So wie mein Äußeres immer fragiler und zarter wurde, wurde mein Inneres immer reiz- und geräuschempfindlicher. Ich hielt es oft kaum aus, wenn mein Banknachbar in der Schule Kaugummi kaute oder mit dem Fuß wippte.

Hat niemand bemerkt, wie schlecht es Ihnen damals ging?

Außer dass ich sehr schlank wurde, war von meinen Problemen nichts zu sehen. Meine Therapeutin in der Zeit half mir, mich auf meine Ziele zu konzentrieren und zu strukturieren. Das Trauma im Hintergrund wurde dabei nicht entdeckt. Die Situation kippte erst, als meine Spannungszustände so stark wurden, dass ich mich in der Schule fast jede Pause auf der Toilette ritzen ging. Dann war Unterricht nicht mehr machbar. Es war mein Glück, dass ich bis dahin eine so gute Schülerin gewesen war. So kamen mir die Lehrer entgegen, und ich konnte meinen Abschluss von zu Hause aus machen. Gleichzeitig wurde eine stationäre Aufnahme unmittelbar nach der Matura vereinbart.

In Ihrem Podcast wirken Sie durchaus »psychiatriekritisch« – wie haben Sie Ihre Zeit in der Psychiatrie erlebt?

Damals war das ein positives Erlebnis für mich. Ich hatte das Glück, einerseits ein Einzelzimmer zu bekommen, andererseits traf ich auf eine nette Runde von jungen Leuten, mit denen ich mich gut verstand. Es war angenehm, Zeit mit Menschen zu verbringen, die alle auch gerade eine psychische Krise durchlebten. Ich hatte mich mit meinen Zuständen bis dahin ja komplett allein und ehrlich gesagt oft auch abnormal und komisch gefühlt. Ich trug damals fast immer Ohropax, um mich vor Geräuschen zu schützen, und ließ die Fensterläden meistens geschlossen. Allein das Spiel von Licht und Schatten war mir schon zu viel.

Wie deuten Sie Ihre damalige Überempfindlichkeit heute?

Anfang zwanzig bekam ich erste Flashbacks, die mich der Ursache meiner Befindlichkeit näher brachten. Bilder von Missbrauchserlebnissen tauchten auf, die ich bis dahin komplett verdrängt hatte. Ich wurde mir meiner massiven Traumabetroffenheit bewusst. Heute verstehe ich, dass mein Nervensystem davon komplett überreizt war. Wenn man Situationen erlebt hat, in denen man sehr ausgeliefert war, dann ist Kontrolle besonders wichtig. Die Essstörung und der Versuch, die Reize rund um mich zu kontrollieren, haben mir geholfen, ein Gefühl der Kontrolle zurückzubekommen. Rückblickend bedeutet das für mich, dass die Symptome, die ich erlebt habe, nicht »krank« waren. Wir neigen dazu zu denken, die psychische Erkrankung sei das Problem. In Wahrheit ist es anders: Symptome sind zumeist Überlebensstrategien. Wir müssen lernen, sie zu verstehen. Das gesellschaftlich vorherrschende Bild von psychischer Erkrankung finde ich daher sehr schädigend.

Was hat Ihnen geholfen, sich Ihre Geschichte anzusehen?

Ich habe langsam begonnen, alle Medikamente auszuschleichen – über ein Jahr hinweg. Das ist natürlich nichts, das man im Normalfall empfiehlt, wenn es jemandem schlecht geht; aber für mich war es der richtige Weg. Ich spürte, dass meine Gefühle zurückkamen. Und ich hatte dadurch auch wieder ein Ziel, durch das ich mich als selbstwirksam erlebte. Das Eigenartige ist ja, dass man zuerst so lange dafür kämpft, damit anerkannt wird, dass man nichts mehr leisten kann. Wenn das klappt, ist man total erleichtert. Doch irgendwann kommt ein Punkt, an dem das wieder kippt, und man spürt, dass man sein Leben wieder in die eigene Hand nehmen könnte. Dummerweise traut einem dann keiner mehr etwas zu. Ich fand damals zum Glück eine neue Therapeutin, die nicht einsah, dass ich ein Leben lang »behindert« bleiben sollte.

Was unterschied diese Therapeutin von Ihrer früheren?

Sie war in der Therapie kein neutrales Gegenüber, sondern auch als Mensch präsent. Das hat eine ganz andere therapeutische Beziehung möglich gemacht. Ich habe mich dadurch ernst und wahrgenommen gefühlt. Das ist übrigens auch ein wichtiger Gedanke von Recovery, dass es manchmal nur einen Menschen braucht, der einen so nimmt, wie man ist, und wirklich daran glaubt, dass es besser werden kann. Mit dieser Therapeutin gelang es, mir nach einer Stabilisierungsphase den Missbrauch anzuschauen und dadurch auch wieder mehr das Steuerrad in meinem Leben zu übernehmen.

Ihr nächster großer Schritt war die Ausbildung zur Ergotherapeutin. Wie hat es sich angefühlt, nun auf einmal in der Rolle der Therapeutin zu sein?

Zu Beginn war es sehr aufregend, die Seiten zu wechseln. Im Studium habe ich es genossen, nur mehr »Martha, die Ergotherapie-Studentin« zu sein. Davor war ich ja lange Zeit »Martha, die mit der psychischen Erkrankung«. Es war eine Erleichterung, das hinter mir zu lassen. Natürlich hätte ich im Psychiatrieunterricht oft Dinge beizutragen gehabt. Ich wollte mich damals aber nicht mit meiner eigenen Erfahrung outen.

Heute sieht es anders aus: Sie engagieren sich in den verschiedensten Bereichen, treten für eine Veränderung des Psychiatriesystems auf. Was hat Sie dazu bewogen, mit Ihrer Geschichte an die Öffentlichkeit zu gehen?

Nach meinem Studium habe ich drei Jahre beim Psychosozialen Dienst gearbeitet. Mit der Zeit wurde dabei immer deutlicher für mich, dass uns Geschichten von Leuten fehlen, die nach psychischen Herausforderungen wieder gut auf die Beine gekommen sind. Verständlicherweise reden Menschen, die psychische Erschütterungen erlebt haben und wieder gut in ihrem Alltag zurechtkommen, oft nicht mehr über die überstandenen Krisen. Man will sich nicht ständig mit den Vorurteilen, die einem diesbezüglich leider manchmal begegnen, auseinandersetzen. Unser Bild des Genesungspotenzials ist dadurch aber verfälscht, wodurch oft auch die Hoffnung fehlt – gerade bei schweren und chronischen Krankheitsverläufen. Das kam mir nicht richtig vor, und ich wollte meinen Beitrag dazu leisten, das zu verändern.

Sich mit seiner Psycho-Biografie zu zeigen, stelle ich mir als große Herausforderung vor. Vor einiger Zeit gab es in Wien die Kampagne »Darüber reden wir«. Diese ist sicherlich gut gemeint, ich frage mich jedoch, ob es wirklich so zielführend ist, wenn Menschen mit Diagnosen wie Angststörung oder Borderline präsentiert werden. Würde es nicht viel entstigmatisierender wirken, wenn man statt über Diagnosen über Krisen spräche, die jedem Menschen widerfahren können?

Mir gefällt die Kampagne prinzipiell gut, weil sie Berührungsängste abbaut und den Umgang mit psychischen Erkrankungen normalisiert. Das ist schon sehr wichtig für mein Gefühl. Trotzdem bleibt die Kampagne damit aber natürlich in dem bestehenden, stark medizinisch geprägten System und so ein Stück weit an der Oberfläche des Problems. Unser Diagnosesystem ist etwas, das man kritisch betrachten muss. Den meisten Menschen ist nicht bewusst, dass Diagnosen gerade im psychosozialen Bereich keine unveränderbaren medizinischen Größen, sondern eigentlich sozial konstruiert sind. In manchen Fachkreisen wird das durchaus kontrovers diskutiert, und es gibt viele Initiativen, die sich damit beschäftigen, wie weniger stigmatisierende Diagnose- und Klassifikationssysteme aussehen könnten, beispielsweise »A Disorder For Everyone« (AD4E). Dahinter steht der Versuch, eine traumainformierte Alternative zu finden.

Wenn man von Stigmatisierung spricht, sollte man nicht auf die feministische Perspektive vergessen: Diese besagt, dass Klienten sich eigentlich auch ein Stück weit selbst stigmatisieren, wenn sie Diagnosen dankbar und unkritisch übernehmen. Wie stehen Sie zu dieser Haltung, beziehungsweise kennen Sie derartige Situationen aus eigener Erfahrung?

Ja, das kenne ich ebenfalls gut. Auch ich war bei meinem ersten Termin beim Psychiater extrem erleichtert, weil er offenbar eine Idee hatte, was mit mir los war. Auch meine erste Diagnose habe ich gerne angenommen und eine Zeit lang nur ungern wieder losgelassen. Ich persönlich finde aber nicht, dass man sich durch diese Sehnsucht, verstanden zu werden und einen Namen für das zu haben, was man erlebt, das Stigma selbst umhängt. Das Stigma rund um Diagnosen kommt ja von den gesellschaftlichen Bildern, die es dazu gibt. Dieses hat man sich nicht selbst ausgedacht. Und man nimmt die Diagnose erleichtert an, weil man davor zumeist schon sehr gelitten und sich unsicher gefühlt hat. Durch die Diagnose bekommt man wieder ein wenig Struktur und Sicherheit zurück. Natürlich ist das auf die Dauer für das verinnerlichte Stigma nicht unbedingt hilfreich.

Haben Sie selbst in Ihrer Geschichte verinnerlichtes Stigma erlebt?

Während der akuten Krankheitsphase bin ich immer offen mit meinen Herausforderungen umgegangen und habe dabei auch fast ausschließlich positive Erfahrungen gemacht. Erst später habe ich festgestellt, dass ich trotzdem viel internalisiertes Stigma mit mir herumtrage. Bei mir hat sich das hauptsächlich im Leistungskontext gezeigt. In meinem Job beim Psychosozialen Dienst habe ich nach einer Stundenaufstockung relativ schnell gemerkt, dass mir das neue Arbeitspensum eigentlich zu viel war. Trotzdem versteckte ich meine Überlastung lange Zeit vor mir selbst, da ich ja unbedingt »normal« sein wollte. Und normal bedeutete für mich nach wie vor »uneingeschränkt leistungsfähig«. Ich hatte also das Gefühl, ich muss das jetzt unbedingt schaffen. Mein Körper begann jedoch zu rebellieren, ich fühlte mich ständig krank und schwach. Was sich damals wie eine Katastrophe anspürte – nämlich das Gefühl, wieder psychisch krank zu werden – würde ich heute als meinen wichtigsten Lernschritt bezeichnen. Die meisten Schwierigkeiten machte ich mir nämlich mit meinen eigenen Entwertungen und Erwartungen. Diese Krise führte mich letztlich zu einer Auseinandersetzung mit meiner Verletzlichkeit auf einer ganz anderen Ebene.

Im Gespräch sind schon oft die Worte Gesundheit und Leistung in einem Satz gefallen – mir scheint, als handelte es sich hierbei um einen Knackpunkt in Ihrer Geschichte, der aber wohl für viele Menschen von Relevanz ist.

Ja, das denke ich auch. Gerade wenn man nicht mit einem Bild von Leistung und Wohlbefinden parallel aufgewachsen ist, muss man dieses erst lernen. Ich denke, diese Vorstellung fehlt vielen Menschen in unserer Gesellschaft. Leistung ist nicht der Gott, den wir anbeten sollten. Leben ist anders. Es gehört einfach dazu, dass wir auch mit harten Gefühlen umgehen können.

Und Krisen bedeuten nicht, dass irgendetwas falsch läuft. Im Falle der Traumabetroffenheit gibt Perfektionismus auch immer ein Stück weit Halt. Die Wissenschaftlerin Brené Brown sagt, Perfektionismus sei eine Möglichkeit, die eigene Verletzlichkeit zu überdecken, indem man sich möglichst unangreifbar und somit sicher macht. Das erlebe ich als sehr treffend.

»Traumawissen« ist eines der Schlagworte im Untertitel Ihres Podcasts – was ist Ihnen daran so besonders wichtig?

In meiner Ausbildung zur Ergotherapeutin war Trauma kein Thema. Das ist vermutlich bei ganz vielen Menschen so, die nicht in den letzten Jahren ihre Ausbildung gemacht haben, denn das Traumawissen ist relativ neu. Ich glaube aber, man kann viel besser mit psychischen Erkrankungen und Symptomen umgehen, wenn man versteht, dass diese nicht bedeuten, dass etwas an einem falsch ist, sondern dass eben ganz vieles auf Traumata beruht. Damit meine ich nicht unbedingt immer Schocktraumata, sondern eher den großen Bereich der Entwicklungs- oder Bindungsverletzungen. Wir haben oft das Bild, dass ein Trauma ein ganz schlimmes, überforderndes Ereignis gewesen sein muss. Aber auch wiederholte kleine soziale Verletzungen in sensiblen Phasen oder auch der Mangel an Beziehung und Stabilität in der Kindheit können im Nervensystem ähnliche Reaktionen auslösen. Es ist mir ein großes Anliegen, diese Zusammenhänge zwischen erlebten Belastungen und späteren Symptomen verständlicher zu machen. Natürlich hat das auch mit meiner Geschichte zu tun: Ich glaube in der Tat, wenn ich in meiner Jugend Therapeuten gehabt hätte, die traumakompetent gewesen wären, hätte ich mir vieles ersparen können.

Kommen wir zum Schluss zum Hauptschwerpunkt Ihres Pod-

casts — jenem Konzept, das Sie offensichtlich so gefesselt hat, dass Sie damit als Erstes an die Öffentlichkeit traten: Recovery.

»Recovery« bedeutet übersetzt so viel wie Genesung oder Wiederherstellung. Es geht dabei aber nicht darum, wieder so zu werden wie vor einer Krise, sondern das Wohlbefinden und die Lebensqualität wiederherzustellen. Im Recovery-Konzept ist eine Grundaussage, dass Genesung jederzeit möglich ist. Auch bei schweren und chronischen Verläufen macht es Sinn, die Hoffnung nicht aufzugeben. Genesung heißt dabei im Recovery-Sinn nicht zwangsläufig, dass man symptomfrei sein muss, sondern vielleicht hat man Strategien gelernt, wie man mit Symptomen umgehen kann, dass sie nicht mehr so belastend sind. Oder es gelingt, das eigene Leben anders zu gestalten, um sich darin wohler zu fühlen. Letztlich geht es um eine Verschiebung des Fokus von Symptomreduzierung auf mehr Lebensqualität. Außerdem ist es wichtig, nicht über einen Menschen mit psychischen Herausforderungen zu reden, sondern mit ihm. Dahinter steckt eine ganz andere innere Haltung als im aktuellen Psychiatriesystem, das ich oft als relativ bevormundend erlebt habe.

Wie sähe ein Recovery-fokussiertes Psychiatriesystem aus?

Insgesamt finde ich, dass Psychiatrie durch eine Recovery-Orientierung menschlicher wird – und zwar für alle Beteiligten, nicht nur für die Klienten. Deshalb bin ich hoffnungsvoll, dass sich das langfristig durchsetzen wird. Abgesehen davon, dass Recovery in anderen Ländern wie etwa Großbritannien bereits der staatlich vorgeschriebene Standard für die psychiatrische Versorgung ist, ist es schlicht und einfach ein logischer und sinnvoller Schritt für die Psychiatrie.

EVA JAEGGI

Man braucht den Partner so, wie er ist

Die aus Wien stammende Psychoanalytikerin und Verhaltens-
therapeutin Eva Jaeggi ist bekannt für ihr kritisches Buch »Und
wer therapiert die Therapeuten?« In ihrer jüngsten Publikation
nähert sich die Berliner Analytikerin der Liebe in all ihren Fa-
cetten – auch dieses Mal durchaus kritisch. Was ist dran an den
lebenslang haltenden Ehen? Und wie viel Glück sollte man sich
von einer Partnerschaft überhaupt erwarten?

*Ihr aktuelles Buch heißt »Liebe und andere Wagnisse« – was ist
Liebe, Frau Jaeggi?*

EVA JAEGGI: Es gibt so viele Aspekte der Liebe und so viele unterschiedliche Formen, Liebe zu leben – weit über den Rahmen
der klassischen Zweierbeziehung hinaus. Ich finde es deshalb
nicht gut, eine abstrakte Definition für die Liebe zu suchen.
Sicherlich gehört es dazu, dass man einen anderen respektiert
und dass einem dieser andere sehr nahekommt. Nähe bedeutet,
dass ich das Gefühl habe, etwas von einem anderen Menschen
zu verstehen. Je nach Alter und Lebenssituation spielen außerdem gegenseitige Fürsorge und Erotik eine wichtige Rolle. Die
einzelnen Aspekte können jedoch ganz unterschiedlich gewich-
tet sein, denn bei einem Paar spielt Respekt eine größere Rolle,
beim anderen Fürsorge oder geistige Übereinstimmung. Liebe
ist etwas sehr Individuelles.

Sie sagen, dass es darum geht, einen anderen zu verstehen. Aber ist es nicht in der Liebe besonders wichtig, gerade jene Seiten oder Eigenschaften des Partners zu akzeptieren, die ich vielleicht nie verstehen werde?

Das stimmt. Das Trotzdem-Akzeptieren ist auch ein Aspekt der Liebe. Jemanden ganz und gar zu verstehen, ist sowieso illusorisch. Das Fremde am anderen ist häufig der Grund, warum Paare sich uneinig sind und Streitigkeiten aufkommen. Oftmals kann man dabei jedoch beobachten, dass Menschen dazu neigen, sich über jene Seiten des Partners zu beschweren, die sie am meisten anziehen. Dass der andere zum Beispiel mehr Freiheit will. Bekommen solche Personen dann einen Partner, der mehr ein Heimchen am Herd ist, sind sie auf einmal gar nicht zufrieden, und es kann schon die Erkenntnis entstehen, dass der Drang hinaus und das Sich-den-engen-Grenzen-Entziehen etwas Reizvolles sind. Man könnte auch sagen, dass Liebe dann entsteht, wenn der andere Eigenschaften hat oder ausdrücken kann, die ich nicht auslebe.

Wie kann ein Mensch lernen, diese Bereicherung durch die »schwierigen« Seiten des Partners wahrzunehmen? Oft handelt es sich dabei ja um eigene Projektionen – und diese zu erkennen, setzt schon eine große Reife voraus.

Sich seiner Projektionen wirklich bewusst zu werden, ist natürlich oft die Frucht einer langen Therapie, weil es sich um unbewusste Prozesse handelt. Es geht darum, die Tatsache langsam ins Bewusstsein zu heben, dass einen das, was einen so ärgert, gleichzeitig fasziniert. Ich kann mir zum Beispiel vorstellen, welche Art von Partner ich eigentlich möchte. Wie sähe das eigene Leben dann aus? Durch solche Fragen kann man sich unter Umständen schon darüber klar werden, dass man den Partner so braucht, wie er ist. Dadurch kann der Groll verschwinden. Aber auch ohne lange über Projektionen nachzudenken, gibt es viele Menschen, die in einer Beziehung lernen zurückzustecken. Die sich sagen können: Na ja, der ist jetzt nicht so stark, wie ich gedacht habe, da muss halt ich einspringen. In einer gelungenen Partnerschaft gibt es so viel Reflexion, dass man weiß, was der andere kann; aber auch, was er nicht kann. Was man vielleicht auch nicht verlangen kann. Wie gut das gelingt, hängt wesentlich damit zusammen, wie sehr jemand gewohnt ist, Konflikte anzusprechen, zu lösen oder auch mit sich selbst auszumachen. Letztlich gibt es in jeder Konstellation Unähnlichkeiten, und die Toleranz oder die Fähigkeit, etwas als Bereicherung anzusehen, ist es, was zur Weisheit des Liebeslebens gehört.

Wie viel »Eigenleben« des Einzelnen verträgt eine Beziehung? Es gibt Therapeuten, die sagen, für eine gelungene Beziehung ist es unerlässlich, dass »Herzensangelegenheiten« geteilt werden. Eine gute Partnerschaft würde also bedeuten, dass der Konzertfreund auch einen Partner hat, der mit ihm das Konzerthaus-Abo teilt, und der Naturfreund einen Partner, der mit ihm am Wochenende wandern geht. Was sagen Sie dazu?

Da bin ich natürlich total dagegen. Immer nur zusammen zu sein, wird schlicht langweilig. Ich finde es besser, wenn Paare getrennt in die Welt hinausgehen und dann die erlebte Welt in die Beziehung hineinbringen. So können sie miteinander vergleichen, welche Erfahrungen sie gemacht haben. Ich hasse es, wenn sich die Paare in einer größeren Gesellschaft zusammen setzen. Das ist so was von blöd! Anstatt sich mit anderen Menschen auszutauschen, hockt man im schlimmsten Fall einen Abend lang schweigend nebeneinander. Dabei hätte es die Möglichkeit gegeben, mit anderen Menschen etwas auszutauschen, das man dann wieder besprechen kann. Das sind kleinere Tricks, die man wirklich beherzigen sollte – die eigene Welt in die Partnerschaft hineinbringen! Solange man in jüngeren Jahren berufstätig ist, ergibt es sich meistens von selbst, dass man in unterschiedlichen Welten unterwegs ist. Im Alter, wenn dann der Beruf wegfällt, ist die Gefahr groß, dass man permanent zusammenhockt. Und das Modell Hausfrau-Mutter, das Gott sei Dank nicht mehr so en vogue ist, ist ja ein Modell, bei dem nicht viel passiert! Die Themen erschöpfen sich einfach. So gescheit und kreativ sind die wenigsten Menschen, dass sie dann die wunderbarsten Gespräche miteinander führen.

Kann man die Liebe beziehungsweise das Leben in Beziehung lernen?

Sie meinen umlernen? Denn in Beziehungen zu leben, lernt man eigentlich von Anfang an: Kinder haben häufig Paare um sich, in den meisten Fällen die Eltern. Gott sei Dank ist aber auch ein bisschen Umlernen später noch möglich, obwohl es eine schwierige Aufgabe ist. Das macht Paartherapien relativ herausfordernd. Man muss sich wirklich in einen Prozess hineinbegeben, in dem man nach allen Richtungen überlegt, warum reagiert der andere in einer Weise, die mich ärgert? Oder die mich dazu bringt, ihn oft abzuwerten. Was ist mein Anteil daran? Warum tue ich das? Was sind meine Macken, die der andere akzeptieren muss? Das sind ganz kleine Schritte, die unter Umständen dazu führen, dass man sagt: Ich kann den anderen wirklich lieben, nur war alles so verdeckt. Ich denke dabei etwa an Paare, bei denen ein längerer Beziehungsabbruch vorkommt, weil Dritte dazugekommen sind. Diese Paare finden sich manchmal wieder, wenn sie merken, dass auch beim nächsten Partner bestimmte Dinge überhaupt nicht funktionieren, die an einem selbst liegen. Man steigt dann ein bisschen gereifter in eine alte Partnerschaft wieder ein.

Das heißt, wer die Fähigkeit, eine gute Beziehung zu führen, nicht als Kind lernt, muss möglicherweise mehrmals scheitern, bis es klappt?

Ja, man kann ruhig von Scheitern sprechen. Gewisse Schwierigkeiten können oft nur mithilfe eines Dritten überwunden werden. Das kann ein Therapeut sein oder eben eine andere Liebesbeziehung, die hereinbricht. Was dann passiert, sind aber nicht nur kognitive, sondern vor allem emotionale Prozesse, die einem sagen: Ich verlange zu viel vom anderen. Das kann mir keiner geben. Zu glauben, der andere muss mich glücklich machen, ist der größte Glücks- und Liebeshemmer. Das kann man natürlich irgendwann begreifen. Glück sollte man nicht vom anderen verlangen. Es gibt Dinge, die muss man sich selbst erschaffen, auch ohne den Partner.

Aber jeder wünscht sich doch eine glückliche Beziehung und hat gewisse Erwartungen an den anderen?

Es ist in der Tat so: Je weniger sich jemand wünscht, dass er Glück aus seiner Beziehung schöpft, desto leichter wird es ihm gelingen, auch in der Beziehung glücklich zu sein. Viel sinnvoller als diese Erwartungshaltung ist es, einmal zu schauen: Wie komme ich zurecht mit bestimmten Eigenschaften, Verhaltensweisen und auch Stimmungen? Es geht ganz häufig um Stimmungen. Es gibt zum Beispiel Menschen, die oft eine flaue Stimmung haben; das zu akzeptieren, ist nicht leicht. Die Frage ist, schaffe ich es, nicht immer wieder nachzustochern: »Was ist denn? Sag doch!« Worauf der andere ohnehin zumeist nur abwehrend reagieren wird mit: »Es ist alles in Ordnung, lass mich!«

Woran scheitern Beziehungen Ihrer Erfahrung nach am häufigsten?

Manchmal genügt es, dass man zusammenzieht oder dass man heiratet. Auf einmal ist alles anders, denn dann schlägt sozusagen die Kindheit wieder« zu. Das heißt, auf einmal ist man unrettbar gefangen, wie man in der Kindheit in nicht sehr glücklichen Beziehungen gefangen war. Es ist gar nicht so selten, dass dann auch die Erotik verschwindet und dass plötzlich nur mehr Abwehr da ist. Dazu braucht es keine lange Ehe- oder Beziehungsdauer! Es reicht ein Moment des Sich-füreinander-Entscheidens. Probleme können natürlich auch erst im Laufe einer Beziehung auftauchen, zum Beispiel im Alter oder wenn die Erotik weniger wird. Da verkehren sich die Rollen oft. Schwierig wird es dann, wenn der Partner, der immer geglänzt hat, intellektuell überlegen oder einfach lustig war, geistig abbaut oder kränklich wird. Der andere hat sich vielleicht immer an diese Charaktereigenschaften angelehnt und sich dabei sicher gefühlt. In dem Moment, wo man merkt: Das läuft nicht mehr so, kann es schwierig werden, den anderen noch zu achten. Häufig gehen vor allem jüngere Frauen dann recht hart mit ihren älteren Partnern um.

»Wenn Ehen älter werden« ist der Titel eines Ihrer Bücher. Und Sie haben auch selbst noch einmal geheiratet … Reden wir doch über die »alten Ehen«!

Ja, das stimmt. Und natürlich habe ich auch in meinem Bekanntenkreis viele »alte Ehen«. Einige davon sind an dem Punkt, wo klar wird, der eine altert schneller als der andere. Er ist vielleicht nicht mehr so sportlich, vielleicht kränklich und fängt an zu jammern. Auf einmal ist da eine neue Person, mit der man fertig werden muss. Am schlimmsten ist es natürlich bei der Demenz. In diesem Fall kann der Moment kommen, in dem die Gefühle des einen in wirkliches Mitleid umschlagen. Er oder sie übernimmt dann die Rolle der Mutter oder des Vaters und verlangt nichts mehr vom anderen. Dadurch entsteht Hass, und es wird alte schmutzige Wäsche gewaschen. »Immer hat er mir schon verwehrt, dies oder jenes zu tun«, »Er hätte mich doch heiraten können«, »Die Kinder hat er ja auch nie beachtet«. Alles, was schon lange keine Relevanz mehr hatte, wird wieder hervorgeholt und im Lichte einer neuen Rollenverteilung scharf betrachtet.

Die beste Vorbereitung auf eine gute Beziehung im Alter wäre also darauf zu achten, dass es keine offenen Rechnungen in der Partnerschaft gibt?

Es gibt immer offene Rechnungen. Aber lassen Sie mich noch kurz das Beispiel einer älteren Freundin bringen, deren Partner immer dementer wird. Sie geht sehr sorgsam mit dieser Situation um, indem sie sich selbst Freiräume verschafft. Sie macht ihm keine Vorwürfe, aber sie sagt: Es ist mir einfach zu langweilig, den ganzen Tag mit ihm zusammen zu sein, da er immer wieder dasselbe fragt und immer wieder dasselbe erzählt. Also hat sie auch Abende, an denen sie sich mit Freundinnen trifft. Gleichzeitig sorgt sie dafür, dass jemand anderer für ihn da ist. Oder sie lädt Leute ein und sagt gleich: Eineinhalb Stunden, mehr bitte nicht. Das freut ihn nach wie vor sehr. Er erkennt die Freunde noch, aber nach einer gewissen

Zeit wird es eben zu viel für ihn. Sie überlegt also bewusst, wie sie weder ihn noch sich überfordert. Das können viele nicht. Sie werfen sich zu hundert Prozent auf die Pflege und Sorge für den anderen und werden immer wütender, weil sie kein eigenes Leben mehr haben.

Kommen wir nochmals zum Thema Trennung zurück. Sie schreiben in Ihrem Buch, dass Trennungen häufig passieren, wenn sich einer zu sehr eingesperrt – Sie nennen es »fest gepackt« – fühlt. Wie könnte eine Lösung des Konflikts aussehen?

Es kommt häufig vor, dass zum Beispiel einer das Gefühl hat, er kann nicht mehr atmen und alles wird kontrolliert. Wenn der andere dann einen Schritt zurück macht, könnte das natürlich die Situation auflösen. Nur wenn der andere sehr ängstlich ist und immer aus seiner eigenen Geschichte heraus das Gefühl haben muss, der andere entwischt ihm, wenn er nicht alles kontrolliert, dann wird's schwierig. Aber diese Dinge können in einer Partnerschaftsberatung geändert werden.

Ängste spielen also eine große Rolle in schwierigen Beziehungen.

Ängste sind sicher ein zentrales Moment, wenn Partnerschaften schwierig sind. Die Angst, nicht gemocht zu werden, die Angst, dass der andere plötzlich weggeht, die Angst, dass der andere einen nicht für voll nimmt, die Angst, dass der andere zu viel erreicht – auch Neid kann hereinspielen. Seit Frauen berufstätig geworden sind, ist auch der Konkurrenzkampf um alles Mögliche stärker geworden. Da taucht dann plötzlich die Frage auf: Wie viel an Karriere erlaubst du mir wirklich, oder findest du, dass ich zuständig bin für das Geschirr und die Kinder? Das Thema ist offensichtlich schwer zu bewältigen, obwohl es wirklich eine Menge junger Männer gibt, für die das kein Problem ist. Ich beobachte häufig, dass diese Geschichte nach außen hin vorerst kein Thema ist. Fängt die Frau dann aber an, richtig Karriere zu machen, wird's doch wieder schwierig. Dann kommen die normalen Konkurrenzgefühle auf: Wer verdient mehr? Wer hat mehr Ansehen?

In dieser Situation kann leicht ein Seitensprung passieren, schreiben Sie.

Sich neu zu verlieben ist immer eine probate Möglichkeit, um wieder glücklich zu werden. Es gibt Menschen, die müssen einfach aus einer allzu symbiotischen Beziehung ausbrechen und können das nur, indem sie einen Dritten hereinholen. Das ist häufig sehr destruktiv. Aber es kann auch funktionieren. Ich kenne Paare, die das vorübergehend oder über lange Zeit hindurch akzeptiert haben, im festen Wissen – und das ist wichtig dabei –, der andere bleibt meine wichtigste Person! Dieses Vertrauen haben viele Menschen nicht. Aber wer sagt, dass Ehen oder Partnerschaften bis zum Tod halten müssen? Das ist heute eher unwahrscheinlich, bei der Fülle an Entwicklungsmöglichkeiten. Die persönliche Entwicklung ist ja die Forderung unserer modernen Zeit. Das bedeutet natürlich, dass man sich in einer so langen Lebensspanne auch sehr lange entwickeln kann. Heute muss man auch bei unterschiedlichen Entwicklungswegen froh sein, wenn eine Beziehung über die Kinderzeit hinweg hält – das ist schon lange. Noch besser: wenn man sich gemeinsam weiterentwickeln kann.

HARVILLE HENDRIX UND
HELEN LAKELLY HUNT

Imago behandelt die Beziehung

Das Therapeutenpaar Harville Hendrix und Helen LaKelly Hunt sind bekannt als Begründer der Imago-Therapie. Anlässlich des Internationalen Imago-Kongresses 2019 waren sie zu Gast im Wiener Europahaus, wo das Gespräch stattfand. Die beiden US-Psychologen erzählen darüber, wie ihnen ihre eigene Beziehung den Weg zur Therapieform wies – und erklären, wie Paare miteinander kommunizieren sollten.

Wie lässt sich die Imago-Therapie für interessierte Laien in wenigen Worten beschreiben?

HARVILLE HENDRIX: Bei Imago geht es, wie der Name bereits sagt, um ein Bild, nämlich jenes Bild, das sich ein Kind im Laufe seines Heranwachsens von seinen primären Bezugspersonen macht. Dieses Bild ist im Erwachsenenalter zu einer Erinnerung geworden, die ihrerseits zur Vorlage für die spätere Partnerwahl wird. Normalerweise müssen wir das gar nicht mehr erklären. Imago ist bestimmt schon in mehr als fünfzehn bis zwanzig Millionen Haushalten zum Alltagsbegriff geworden.

Sie entwickelten die Imago-Methode gemeinsam mit Ihrer Frau bereits in den späten siebziger Jahren, Oprah Winfrey hat diese bekannt gemacht (Harville Hendrix war siebzehn Mal zu Gast in der »Oprah Winfrey Show«, Anm.). Was weniger bekannt ist, sind die theoretischen Grundlagen Ihrer Theorie – können Sie darüber etwas sagen?

Hendrix: Ich beendete mein Theologie- und Psychologiestudium an der Universität von Chicago mit einer Dissertation zur Funktion von Angst in den Theorien von Sigmund Freud und Paul Tillich. Vor allem Freud mit seiner These des Wiederholungszwangs war für mich ein großer Mentor. Die Tatsache, dass man sowohl Erlebnisse mit dem Vater als auch mit der Mutter auf den eigenen Partner projiziert, habe ich von ihm gelernt – und auch am eigenen Leib erlebt.

Welche eigenen Erfahrungen haben Sie mit Freuds Zugang? Mir scheint, Sie halten dies in Ihrer Biografie gut versteckt: Man liest nirgendwo darüber.

Hendrix: Ich war zwölf Jahre lang in Psychoanalyse, und es hat überhaupt nicht geholfen.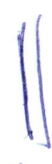

Helen LaKelly Hunt: Und ich war viele Jahre in Jungianischer Analyse, eine einzige Zeitverschwendung – alles Schrott!

Hendrix: Ganz so kann man es nicht sagen …

Warum ziehen Sie eine derart negative Bilanz Ihrer Analysen?

LaKelly Hunt: Ich bezahlte viel Geld, und ich redete und redete, aber zu Hause half mir all das Reden nichts. Was ich lernen hätte müssen, wäre gewesen, wie ich auf eine verantwortungsvolle und freundliche Art meine Wünsche ausdrücken kann. Stattdessen kam ich nach Hause, war frustriert und forderte die Dinge so aggressiv ein, dass sich Harville vor mir verschloss. Ich glaube, die Therapeutin hatte keine Ahnung, wie sie mir helfen sollte. Sie schaffte es einfach nicht, mich dazu anzuleiten, eine gute Beziehung mit Harville zu führen.

Das klingt nach keiner sehr geglückten Beziehung zu Ihrer Analytikerin. Mir kommt es so vor, als hätten Sie sich nicht wirklich verstanden gefühlt …

LaKelly Hunt: Es gab ein grundlegendes Missverständnis: Die Therapeutin wollte eine gute Beziehung zu mir, ich wollte immer nur eine gute Beziehung zu Harville. Daher braucht es die Imago-Therapie: Sie beschäftigt sich nicht damit, eine gute Beziehung zum Therapeuten herzustellen, sondern zum eigenen Partner! Dieser Mann ist ein Genie *(zeigt auf Harville)* – er hat mich geheilt.

Hendrix: *(schmunzelt)* Ich versuche schon lange, sie davon abzubringen, das zu sagen. Ich habe einfach nur lange studiert.

LaKelly Hunt: Viele Leute mit Eheproblemen gingen früher einzeln zu ihren Therapeuten, um sich selbst zu heilen.

Hendrix: Imago-Therapeuten sprechen nie nur von einem der beiden. Sie wissen, dass man die Beziehung behandeln muss. Bei Imago geht es immer um die Heilung der Beziehung.

»Heilung«, wie Sie es nennen, soll vor allem durch den sogenannten »Imago-Dialog« passieren. Worum handelt es sich dabei, beziehungsweise wie sind Sie darauf gestoßen?

Hendrix: Meine ersten Paartherapien verliefen sehr unbefriedigend. Ich regulierte die Emotionen der Paare während der Stunde, doch zu Hause war es dann wie zuvor: Es wurde gestritten, ohne dass sich irgendeine Entwicklung aus den Auseinandersetzungen ergeben hätte. An diesem Punkt erfand Helen mehr oder weniger zufällig das Kernstück von Imago – den Dialog. Bereits zu Beginn unseres Kennenlernens stritten wir häufig. Ich glaube, es begann schon bei unserem ersten Date. *(zu Helen)* Ich weiß eigentlich gar nicht, warum du das zweite noch angenommen hast.

LaKelly Hunt: Wir gingen über fünf Jahre miteinander aus und stritten uns fast jeden Tag, bevor ich ihm einen Antrag machte.

Hendrix: Vielleicht hat es geklappt, da wir die Sache sofort zu unserer Haupt-Recherchefrage machten. Als wir uns 1977 kennenlernten, waren wir beide bereits geschieden, hatten zwei Kinder und fragten uns natürlich, warum Paare streiten und sich scheiden lassen.

Der Imago-Dialog entstand also zwischen Ihnen beiden?

Hendrix: Richtig, als wir uns wieder einmal stritten, rief Helen laut: »Stopp, eine Person spricht, die andere hört zu.« Und genau das taten wir dann – mit dem Ergebnis, dass es uns viel besser ging. Also übernahm ich das Ganze für meine Therapiestunden. Dort erkannte ich jedoch rasch, dass das nicht genug war. Paare müssen einander nicht nur zuhören, sie müssen einander auch spiegeln und etwas zurück sagen. Mit diesen Elementen entstand 1988 das Buch »So viel Liebe wie Du brauchst«.

LaKelly Hunt: Wir haben alles von den Paaren gelernt, mit denen wir gearbeitete haben. Und wir waren selbst eines davon.

HENDRIX: An eine Stunde erinnere ich mich ganz besonders. Da war eine Frau, die zu ihrem Mann sagte: »Ich möchte, dass du sagst, dass es stimmt, was ich wahrnehme. Du musst mir nicht recht geben oder dasselbe denken. Ich möchte nur, dass du sagst, dass ich für mich selbst Sinn mache, dass ich also nicht verrückt bin.« So lernten wir das Prinzip der Wertschätzung kennen, das auch Teil des Dialogs ist. An diesem Tag saß ich neben dem Paar und dachte mir: »Dieses Paar behandelt sich selbst.«

Bei Imago werden die Partner einander gegenseitig zu Therapeuten. Für mich stellt sich hier unmittelbar die Frage, wie das bei traumatisierten Menschen funktionieren kann? Vor allem, wenn es sich um ein Bindungstrauma handelt.

LaKELLY HUNT: *(zu Harville)* Lass mich eine rasche Antwort geben, deine wäre viel länger. Jedes Trauma kann durch ein Gefühl der Sicherheit geheilt werden. Die klare Struktur des Imago-Dialogs, die bereits mit einem Einstiegssatz wie »Darf ich jetzt mit dir sprechen?« beginnt, sorgt für ein Gefühl der Sicherheit. Egal wie verrückt oder depressiv ich also bin, bereits diese Frage holt mich aus den negativen Chemikalien des Stammhirns heraus und bringt mich in den Neokortex, wo ich mich bewusst und rational mit Dingen auseinandersetzen kann. Sobald ich den Imago-Dialog nutze, arbeite ich also an der Integration meines Gehirns.

HENDRIX: Imago unterstützt Ihre Hirngesundheit. Ja, Sie heilen Ihr Gehirn regelrecht selbst damit! Es gibt eine Sache, die ich wirklich nicht gerne sage, da ich ein Theoretiker bin: Imago ist ein praktischer »Skill«, eine Fähigkeit; und es geht darum, diesen »Skill« zu erlernen. Tut man das, so wird man psychisch gesund. Tut man es nicht, wird man sich selbst so lange erforschen, bis man die Nase voll davon hat – wie es in der Analyse der Fall ist. Wie oft soll ich mich noch an meine Mutter erinnern, die starb, als ich sechs Jahre alt war? Wie soll mir das helfen, mit meiner Umwelt in Verbindung zu treten?

Denken Sie denn, dass Ihre Methode tatsächlich für jedes Paar funktioniert?

LaKelly Hunt: Für jedes. Jedes Paar hat gleichsam ein gemeinsames Hirn. Immer, wenn man Imago nutzt, verbessert sich dies »Gehirn«. Am Ende können sie sich immer noch scheiden lassen.

Hendrix: Aber ich denke, man kann schon sagen, dass sich Menschen, die den ganzen Imago-Prozess gemeinsam durchlaufen, am Ende nicht scheiden lassen. Das Grundproblem bei traumatisierten Personen, aber eigentlich bei allen Menschen, ist ja die Angst. Sie ist in der Kindheit entstanden, als die Verbindung zur Umwelt durch irgendeine Form von Negativität unterbrochen wurde – sei es durch einen Menschen, durch Krieg oder eine Naturgewalt. Diese Unterbrechung der Verbindung führt dazu, dass man sich zurückzieht und erst wieder hinter seinem Schutzpanzer hervorkommt, wenn man sich sicher fühlt.

Die Struktur des Dialogs schafft diese Sicherheit. Sie ist eine Möglichkeit, die Angst zu regulieren. Unser Hirn kann sich in das »Ich weiß, was jetzt kommt« hineinentspannen. Darum muss sich ein Paar bei Imago auch so streng an das System halten. Man kann nicht wie bei der Psychoanalyse irgendwohin gehen, denn das ruft nur noch mehr Angst hervor.

LaKelly Hunt: Freud vermaß das Innenleben, wir vermessen den »Raum dazwischen«. Harville ist ein Meister darin, Dinge zu vereinfachen. Mir gefiel ein Satz von Harville eben besonders gut: »Ein Paar muss das System lernen, und dann sind beide sicher.« *(zu Harville)* Nicht wahr, so ungefähr hast du es gesagt? Jeder lernt im Straßenverkehr, dass rotes Licht stehen bleiben heißt und grünes, dass man die Straße überqueren kann. Diese Dinge muss man einfach lernen, oder man wird getötet. So einfach ist es: Ein Paar muss einige wenige Dinge lernen, dann können sie die Straße sicher überqueren und werden nicht von einem Auto oder dem Partner getötet. *(lacht)* Wir finden ohnehin, dass Paare, die heiraten, einen Heiratsschein ähnlich dem Führerschein machen sollten.

Hendrix: Wir arbeiten daran …

LaKelly Hunt: Das Vereinfachen ist das Wichtigste! Ich finde es so besonders, dass Harville eine simple Methode gefunden hat, die das Leben in Beziehung erlernbar und lehrbar gemacht hat.

Die Art und Weise, wie Sie Imago beschreiben, klingt für mich ein bisschen wie eine Religion. Verfolgen Sie auch eine religiöse oder spirituelle Mission mit dem Imago-Konzept? Zumindest in Ihren Biografien zeigt sich, dass Sie beide sowohl Psychologie als auch Theologie studiert haben; Sie, Mr. Hendrix, haben sogar einige Jahre als baptistischer Prediger gearbeitet, während Sie, Mrs. LaKelly Hunt, schon als junge Frau in Ihrer Heimatgemeinde aktiv waren und später das Buch » Faith and Feminism: A Holy Alliance« publiziert haben.

Hendrix: Wir würden sagen, dass alle Religionen darüber sprechen, worüber wir sprechen – und das ist Verbindung.

Außer dass die Religionen diese als vertikal ansehen: Gott ist oben, der Mensch darunter. Wir sagen, die Verbindung ist vor allem eine horizontale, denn es ist die Verbindung zum Partner, die einen in Berührung mit dem Göttlichen bringt. Du kannst nicht alleine zum Göttlichen kommen. Man kann nur vom Lokalen zum Spirituellen gehen. Daher ist alles gleichzeitig psychologisch und theologisch.

LaKelly Hunt: Als Harville und ich das erste Mal über diese Dinge sprachen, sagte ich zu ihm: »Oh, Harville, das ist Martin Buber.« Zwei Personen bewegen sich von der Ich-Es-Beziehung zur Ich-Du-Beziehung. Ich bin hier, um deine Bedürfnisse zu befriedigen, und du bist hier, um meine Bedürfnisse zu befriedigen. Wenn das der Fall ist, sagt Buber, beginnt die universelle Energie der Liebe zu fließen. Ich sehe das Imago-System als Inkarnation von Bubers Aussagen.

Hendrix: Es ist interessant, dass viele Paare, die nicht spirituell sind, aber durch Imago hindurchgehen, bei der Spiritualität landen. Paare, die eher streng religiös waren, werden hingegen weniger streng religiös, denn etwas an dieser Art von Verbindung transzendiert Rituale, Liturgie und Glauben. Denn hier passiert wirklich etwas, man braucht also keinen Ersatz mehr.

Zuerst stoßen Sie immer auf ein Schweigen

Der Individualpsychologe Wolfgang Krüger ist ein Vielschreiber psychologischer Ratgeber. Seinen besonderen Fleiß erklärt er sich heute mit seiner Familiengeschichte. Im Gespräch berichtet er, wie er sich selbst durch Familienforschung besser kennengelernt hat – und warum er seine Klienten erst versteht, wenn er ihre Großeltern kennt.

Herr Krüger, warum boomt die Familienforschung seit einigen Jahren so stark?

WOLFGANG KRÜGER: Ich denke, dass das drei Gründe hat. Erstens leben wir in einer Zeit großer Unsicherheiten – die Eurokrise, die Klimakatastrophe, die Migrationsbewegungen. Viele fragen sich da: Wohin schlittert Europa? Je unsicherer die Zukunft ist, desto eher müssen wir die Gewissheiten aus der Vergangenheit ziehen.

Der zweite Aspekt ist, dass die gesamte Vergangenheitsforschung bis zum Ende des letzten Jahrhunderts eher abgelehnt wurde. Bis zur Achtundsechziger-Studentenbewegung wollte man diese Rückschau überhaupt nicht haben. Das gehörte mit zu einer kollektiven Verdrängung. In den siebziger und achtziger Jahren galt eine gewisse Form der Familienforschung sogar als reaktionär unter den Linken, weil diese immer an die Ahnenforschung der Nazis erinnerte. Wir wissen, dass eine unbefangene Familienforschung immer erst drei Generationen nach den Erlebnissen möglich ist, die verdrängt wurden. Erst die heutige Generation ist also in der Lage, diese Rückschau zu machen, da sie selber nicht an Kriegshandlungen teilgenommen hat. Der dritte Aspekt ist, dass wir hier in Europa zwar momentan in einer geschichtlich einmaligen Friedenszeit leben, dass unsere Großeltern aber in einer irrsinnigen Zeit aufwuchsen – Erster Weltkrieg, Wirtschaftskrise, Zweiter Weltkrieg, und jedes Mal passierten unendlich viele Dinge.

Ganze Familien wurden durcheinandergewirbelt, durch Flucht, Vertreibung, andere traumatische Ereignisse – Dinge, über die nicht geredet wurde. Das heißt, wir tragen alle eine unendliche Hypothek in unseren Familien. Es gibt keine Familie, die nicht auf irgendeine Weise von solchen Ereignissen massiv betroffen ist. Das muss man einfach aufarbeiten.

Inwiefern spielt die Familienforschung in Ihre Arbeit als Therapeut hinein?

Ich merke in den Therapien, dass ich die Menschen erst begreife, wenn ich die Großeltern kenne. Es bleiben ansonsten immer so viele Geheimnisse stehen, so viele Momente, in denen man überhaupt nicht nachvollziehen kann, warum jemand so handelt. Eigentlich müsste jeder Familienforschung betreiben, um das eigene Leben zu verstehen. Ich gebe Ihnen ein Beispiel: Eine Patientin erzählte mir, in ihrer Familie hätte es immer den Spruch gegeben: »Man kann ja nichts tun.« Also begann sie nachzuforschen und stellte fest, dass die Großeltern, die sie nicht kannte, vor dem Krieg vier Söhne hatten. Drei Söhne wurden vor Stalingrad erschossen, der vierte Sohn, der die Gastwirtschaft weiterführen sollte, kam bei einem Verkehrsunfall ums Leben. Und das innerhalb weniger Monate. Die Großeltern saßen dann nur noch auf der Bank vor der Gastwirtschaft und sagten: »Man kann ja nichts tun.« Sie waren nahe daran, verrückt zu werden – vom Schicksal.

Als meine Klientin erkannte, in welcher Notsituation dieser Spruch entstanden war, hatte sie das Gefühl, als würde ein Korken wegknallen. Solche Familienüberzeugungen haben eine unglaubliche Wucht und fühlen sich für uns an wie die Zehn Gebote.

Halten Sie Familienaufstellungen für sinnvoll, um zu solchen oder ähnlichen Erkenntnissen zu kommen?

Familienaufstellungen basieren viel auf Gefühl und Intuition. Das ist am Anfang auch wichtig, denn jede Familienforschung beginnt wie die Ausgrabung von Troja. Ich weiß, da muss irgendetwas sein, obwohl ich zu Beginn überhaupt keinen Anhaltspunkt habe. Ich muss also meinem Gefühl vertrauen. Danach sollte man das Ganze aber mit sehr viel Wissen und wirklichen Kenntnissen unterfüttern. Bei Aufstellungen gibt es allerdings manchmal Leute, die sich an Hexenverbrennungen im Mittelalter erinnern. Hier geht wohl eher die Fantasie mit ihnen durch.

In Ihrem Buch »Die Geheimnisse der Großeltern« beschreiben Sie Ihren eigenen Weg in die Familienforschung – was war Ihre Motivation, ein Buch dazu zu verfassen?

Ich wollte in meinem Buch zeigen, wie wichtig diese Art des Suchens ist, aber auch wie schwierig! Ich habe vier Jahre gebraucht und ein Riesenprojekt daraus gemacht, in das ich alle lebenden Verwandten miteinbezog. Die meisten Dinge fand ich allerdings vor Ort heraus. Es war wie eine Art Kriminalgeschichte, die ich mit ziemlich viel Aufwand betrieb. Mir ging es wie den meisten Familienforschern: Zuerst stoßen sie immer auf ein Schweigen.

Wenn sie trotzdem weitergehen, merken sie, dass alle Familiengeschichten geschönt sind. Aus einem einfachen Postboten wird dann ein Postbeamter. Oder aus einem kleinen Haus wird ein halbes Gutsschloss. Dinge werden überhöht. Meine Mutter war zum Beispiel Putzfrau. Da das nicht in eine hoch angesehene Beamtenfamilie passte, wurde es verschwiegen. Ich wusste meine Kindheit lang nicht, woher meine Mutter eigentlich stammte, oder wer ihre Eltern waren. Es wurde eine rührselige Geschichte erfunden, dass sie eine Vollwaise gewesen sei und mein Vater sie in Kriegszeiten quasi gerettet hätte. Wir Kinder fanden das toll – das war so wie Hänsel und Gretel für Erwachsene. In Wirklichkeit war es meine Großmutter, die, als meine Mutter von meinem Vater schwanger wurde, verlangte: »Ihr müsst jetzt heiraten.« Das hatte nichts mit Liebe zu tun. Und ich glaube, meine Mutter dachte, als sie die Familie meines Vaters kennenlernte, auch: »In diese Beamtenfamilie will ich hineinheiraten.«

In Ihrem Buch schreiben Sie, dass es in jeder Familie eine dominante Familienstimmung gibt, die man erst durch die Aufarbeitung der Vergangenheit besser versteht – wie sah das in der Beamtenfamilie Krüger aus?

Die meisten Familien haben eine dominante Familienstimmung. Diese können Sie in einem Satz oder in einer Melodie zusammenfassen. Bei uns waren das die Melodien von Haydn, eine leicht traurige und melancholische Geschichte. Alle hielten sich daran, nur meine Mutter nicht. Sie war laut, »prollig« und hysterisch – und wurde natürlich abgelehnt. Das gibt es in fast allen Familien, dass das, was fehlt, durch eine Person

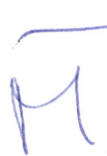

repräsentiert wird, die zumeist ausgegrenzt ist. Dennoch ist diese Person insgesamt aber für die Familienstabilität wichtig – eben als Ergänzung. Sie wird nicht gemocht, gehört aber zum Familiensystem dazu.

Hatte die Ausgrenzung Ihrer Mutter auch direkte Auswirkungen auf Sie?

Das Problem mit diesen ausgegrenzten Personen ist, dass Sie sich deren Eigenschaften nicht aneignen können, weil alles eingeschwärzt ist. Alle in unserer Familie waren, wie gesagt, vornehm, nur meine Mutter hatte etwas unendlich Lautes. Sie konnte damit aber gut auf die Bauern in der Mark Brandenburg zugehen, und sie war es, die in Notzeiten Kartoffeln klaute. Sie war wesentlich überlebenstauglicher als mein Vater. Als ich in ersten TV-Talkshows auftrat, wurde mir klar, dass ich mit dem vornehmen Verhalten meiner Familie dort nicht punkten konnte. Ich musste mir also das Laute und die Lust am Streiten meiner Mutter aneignen. Gleichzeitig ahnte ich, dass mir der Zugang dazu versperrt war, da wir das in der Familie ablehnten. Als ich durch die Nachforschungen so weit kam, das Leben aus der Sicht meiner Mutter zu sehen, lösten sich die Verhärtungen auf. So habe ich mich zum ersten Mal meiner Mutter näher gefühlt und ihr Leben verstanden. Durch die Versöhnung konnte ich auch einzelne Charakterzüge von ihr an mir zulassen. Ich sah nun auch das Edle meines Vaters kritischer und erkannte, dass er dadurch in seinen Handlungsmöglichkeiten begrenzt war. Das Interessante ist, dass Menschen, die mich nur selten gesehen hatten, sagten: »Du bist ein anderer Mensch geworden.«

Neben einer Familienstimmung, schreiben Sie in Ihrem Buch, gebe es in jeder Familie auch einen ganz speziellen Familienauf-

trag, der – solange er nicht erfüllt ist – von einer Generation auf die nächste übergeht. Erzählen Sie doch ein bisschen mehr davon!

Auch das habe ich am eigenen Leib erlebt. Im Alter von rund fünfzig Jahren merkte ich, dass ich in gewissen Bereichen immer wie an eine gläserne Wand lief. Eine Veränderung schien nicht möglich zu sein. Ich habe etwa mein Leben lang Vorträge gehalten, auch oft vor vollen Sälen, war aber hinterher nie wirklich zufrieden. Ich hatte eher das Gefühl, als ob ich meine Pflicht getan beziehungsweise meinen Auftrag erfüllt hätte. Alle in meiner Familie schwiegen dazu, bis auf eine sehr alte Tante, die bereits im Pflegeheim lebte. Sie war die Einzige, die offen erzählte, da sie nie ganz zur Familie gehört hatte. Insofern konnte sie kritisch über unsere Familie nachdenken. Von ihr erfuhr ich, dass es einen Urgroßvater gegeben hatte, der in den zwanziger Jahren ein berühmter Weinhändler war. Er hatte ein stattliches Haus und eine große Kutsche in der Nähe des Potsdamer Platzes besessen. Als die Wirtschaftskrise kam, konnte er die teuren Weine nicht mehr verkaufen, weshalb er die Versicherungsprämie für sein Gut nicht mehr beglich. Als das Haus dann abbrannte, war er pleite und starb bald darauf an einem Herzinfarkt. In der Familie gab es danach die Hoffnung, dass einer kommt, der die Fahne wieder hochzieht und die Ehre der Familie wiederherstellt. Solche Familienaufträge werden wie ein Staffelstab von einer Generation zur anderen weitergegeben, bis einer da ist, der dem gewachsen ist.

Aber hätten nicht bereits Ihr Großvater oder Ihr Vater diesen Auftrag erfüllen können?

Theoretisch ja, aber es gab Gründe, die beide daran hinderten. Mein Vater war ein schüchterner, kränklicher Mann, der einfach nicht die Konstitution dafür hatte. Und mein Großvater verstarb nach einer »Karriere« als Blockwart der Nationalsozialisten im russischen Lager. Also ging dieser Familienauftrag, ohne dass er ausgesprochen wurde, auf mich über. Ich merkte davon lange Zeit nur, dass ich immer unter Druck stand, ein Buch nach dem anderen schrieb und am laufenden Band Vorträge hielt. Da war etwas aus der Vergangenheit, das mich wie eine Faust packte. Für mich war es unendlich wichtig, diesen Auftrag zu erkennen, weil es seither auch Tage gibt, an denen ich sage: Ich verweigere mich diesem Auftrag. Ich denke nicht daran zu schreiben, sondern ich lege mich in den Liegestuhl und schaue auf den Pflaumenbaum. Wir ahnen oft nicht, welche Wucht solche Ereignisse haben. Dabei sind das nur die aktiven Ereignisse, noch wuchtiger ist natürlich das ungelebte Leben.

Was meinen Sie, wenn Sie von »ungelebtem Leben« sprechen?

Lassen Sie mich dafür wieder mit einem Beispiel aus meiner eigenen Geschichte beginnen. In meiner Familie ging es immer gedämpft zu. Man entwickelte einen Stolz auf diese eigene ruhige, vornehme Art der Familie. Erst als ich die Geschichte meiner Großmutter verfolgte, wurde mir klar, warum man sich wirklich so ruhig verhalten hatte. Die Todesumstände des Großvaters nach seiner Zeit als Blockwart waren ungeklärt. Die Großmutter wusste jahrelang nicht, was mit ihrem Mann passiert war. Sie entwickelte selbst große Ängste und verschanzte sich in eine kleine Laube in der Mark Brandenburg. Durch meine Nachforschungen wurde mir klar, dass all diese Dämpfer das Ergebnis unendlicher Panik, von Lebensängsten und tragischen Entwicklungen waren. Das Schwierige bei traumatischen Erlebnissen im Krieg ist, dass sie nicht verarbeitet werden können. Man muss ja weiterleben, und Trauerarbeit setzt voraus, dass es jemanden gibt, der einen stützt. Das gibt es aber nicht. Also muss man die Dinge verdrängen. Jede Verdrängung führt zu einer Gesamtanästhesierung der Gefühle, alles wird heruntergeschraubt und gedämpft.

Wir haben heute in der dritten Generation von Kriegsenkeln immer noch das Phänomen, dass diese von solchen Dämpfern sprechen. Das ist das Ergebnis eines dreistufigen Prozesses. Zuerst wird nicht mehr emotional über die traumatischen Ereignisse gesprochen, da man die anderen nicht mit den eigenen Gefühlen anstecken möchte. Alles wird also sachlich abgehandelt. Im nächsten Schritt darf man auch nicht mehr sachlich darüber sprechen. Und die dritte Stufe ist, dass man es noch nicht einmal denken darf. Wir Kinder hätten nie gefragt: »Wo ist denn der Großvater?« Traumatische Verdrängung in der dritten Stufe bedeutet, dass über dem gesamten Denken ein Verbot hängt. Das Wichtigste ist, dass man wieder beginnt, Fragen zu stellen.

Reicht es denn, die vergangenen Ereignisse rational zu erfassen? Bringt die Bewusstmachung schon die Veränderung?

Ich denke ja, wobei man sagen muss, dass es sich dabei um einen zutiefst emotionalen Prozess handelt. Wenn Sie sich das ansehen, schüttelt Sie das durch. Es wird ja etwas, das Sie für ganz normal gehalten haben, plötzlich infrage gestellt. Sie ahnen, dass Ihr Leben auf einem Fundament ruht, das entstand, als Leute vor hundert Jahren voller Angst und Panik gewisse Entschlüsse fassten. Und sie spüren, dass das Ihr Leben heute beeinflusst. Damit das wirkt, empfehle ich meinen Klienten immer: Redet mit vielen Menschen, fahrt an die Orte, wo es passiert ist!

Diese Vergangenheit wird dann noch einmal in ihnen lebendig. Sie müssen den Schmerz und die Angst, die diese Generation empfunden hat, noch einmal durchleben, um die Verdrängung aufzuheben. Es hat einen guten Grund, warum viele Menschen Familienforschung nicht machen. Man hat Angst vor dem, was auftaucht; man ahnt, dass es mühsam ist, und man weiß, dass man sich dabei selbst verändern wird.

Beobachten Sie, dass Klienten innere Bilder von Orten mitbringen, die aus der Familiengeschichte stammen?

Wenn meine Klienten an Orte fahren, die einmal Teil ihrer Familiengeschichte waren, haben sie häufig das Gefühl, dass sie das, was sie sehen, schon kennen oder schon einmal gesehen haben. Manchmal taucht sogar ein Schrecken der Vertrautheit auf. Als ob man da schon einmal gewesen wäre. Das Ganze muss aber nicht zu einem unmittelbar positiven Gefühl der Verwurzelung in der Geschichte führen. Im Gegenteil, oft sind vorerst Entzauberung oder Ernüchterung die Folge. Bei mir war das zum Beispiel so, als ich merkte, dass mein Großvater Blockwart war. Er war also in einem ganzen Block in Berlin-Mariendorf für die Umsetzung der Nazi-Vorschriften, sprich die Verdunklung, die Räumung von Judenwohnungen et cetera zuständig. Als ich dann auch noch merkte, welche Einstellung meine Großmutter zu Hitler hatte, hat mich das eher auseinandergerissen. Ich bin ja teilweise bei ihr aufgewachsen und mochte sie zeitlebens sehr.

Am Anfang neigen wir dazu, zu rasch Urteile zu fällen. Das, was Menschen aus ihrer Lebensgeschichte machten – auch die Verfehlungen –, muss man innerlich begreifen, damit man damit abschließen kann. Wir dürfen also die Familienforschung nicht aus einer intellektuellen Distanz machen. Um aus diesem Gefühl der Ernüchterung herauszukommen, schaute ich deshalb noch einmal, was ich den vergangenen Generationen verdanke, warum sie so leben mussten, wie sie lebten. Ich habe erkannt, dass meine Großmutter den Zerfall einer Familie erlebte. Sie ist der Suggestion Hitlers aufgrund der inneren Instabilität der Familie erlegen. Durch dieses Wissen habe ich etwas besser verstanden, warum die Nazi-Ideologie für sie Faszination hatte. Das Wichtigste ist eine Versöhnung mit dem eigenen Leben und dem Leben früherer Generationen – und dafür muss man in der Geschichte zurückgehen.

BERNHARD SCHLAGE

Genealogie kann heilend wirken

Was hat die Ahnentafel mit der Psychotherapie zu tun? Der deutsche Körperpsychotherapeut Bernhard Schlage spricht darüber, wie belastend sich Kriegs- und Fluchtschicksale früherer Generationen auf das Seelenleben heutiger Nachfahren auswirken können – und wie Ahnenforschung zu einer stabileren Gesundheit führt.

Herr Schlage, nehmen wir an, ich komme zu Ihnen in Therapie – verleiht es mir einen Startvorteil, vorher beim Ahnenforscher gewesen zu sein?

BERNHARD SCHLAGE: Ich möchte Ihnen diese Frage mit einer Geschichte über die neuseeländischen Maori beantworten. Für die Maori steht am Anfang jeder seelischen Unterstützung immer die Beantwortung der Frage, ob der Betroffene die Personen der letzten vier Generationen seiner Familie kennt – andernfalls gehen die Maori bereits von einer psychischen Instabilität des Hilfesuchenden aus. Ich würde natürlich nicht jeden automatisch zum Ahnenforscher schicken, aber wenn anamnestisch der Eindruck entsteht, dass ein Klient stark vorbelastet oder seine Persönlichkeit seelisch mit Themen aus der Herkunftsfamilie überlagert worden ist, kann das sehr sinnvoll sein!

Erklären Sie mir das mit den Maori doch gleich noch ein bisschen genauer: Was muss man über seine vergangenen vier Generationen wissen, um gesund zu sein? Ich nehme an, Name und Geburtsdatum werden da nicht reichen …

Für die Maori umfasst dieses Wissen in der Tat viel mehr als den Namen, zum Beispiel die Rolle im Stamm, Beruf oder Begabungen der Vorfahren et cetera … Ihre Frage hört sich – wie für uns Westler typisch – staunend an. In der heutigen Zeit wissen zivilisierte Großstadtbewohner oft nicht einmal mehr Details aus dem Leben der Großeltern und können sich gar nicht vorstellen, eine Erinnerung über mehrere Generationen zu hüten. Und folgerichtig gelten die durchschnittlichen Großstadtbewohner gemäß einer aktuellen Studie der WHO auch als deutlich höher gefährdet, an einer Depression zu erkranken. Viele meiner Klienten sind überrascht, wenn ich ihnen davon erzähle, dass es Kulturen gibt, in denen kein Weltkrieg die Ahnengeschichte unterbricht. Die Maori beginnen ihre therapeutisch-seelische Arbeit immer damit, die Ahnen-Erinnerung wiederherzustellen. Da sie natürlich keine Genealogien haben, tun sie dies mithilfe verwandter Sippenmitglieder und in Form von Trance-Reisen zu ihrer seelischen Familie – ein nicht vorstellbares Vorgehen für uns rationale Westler.

Trance-Reisen sind im Westen tatsächlich nicht jedermanns Sache, könnte Stammbaumarbeit da möglicherweise wirklich ein »westliches Pendant« für die Suche nach den eigenen Wurzeln darstellen?

Ja, aber nur wenn sie Ihren Stammbaum eben nicht als reines Skelett aus Daten und Fakten auffassen, sondern sich stattdessen ins »Fleisch« der Genealogie begeben. Das bedeutet konkret gesagt, sich mit dem sozialen Hintergrund der eigenen Vorfahren vertraut zu machen. Dabei geht es darum, einen anderen Zugang zum eigenen Leiden beziehungsweise zu einem seelischen Symptom zu finden, oder vielleicht sogar festzustellen: Das ist ja gar nicht mein Thema, sondern ich übernehme hier etwas, das eigentlich meinen Großvater betroffen hat. Sobald eine Person dies erkannt hat, kann die unbewusste Suche zu einem Ende kommen.

Haben Sie selbst schon einmal einen Klienten zum Ahnenforscher geschickt?

Nein, aber die Leute haben von selbst begonnen nachzuforschen. In der Regel ging es dabei um die Rekonstruktion einer möglichen Beteiligung der väterlichen Linien an Kriegsgeschehnissen oder familiären Belastungen durch Flucht und Vertreibung. Hierzu gibt es in Deutschland eine Behörde, die Auskunft über die Funktionen früherer Wehrmachtmitglieder erteilt. Ich leite die Klienten also eher an, sich entsprechend zu informieren. Unter www.dd-wast.de gibt es Auskünfte über Dienstgrade, Aufenthaltsorte und Kriegsbeteiligungen von Angehörigen in den beiden europäischen Weltkriegen. Auch die Befragung noch lebender Angehöriger ist möglich sowie die Einsicht in Chroniken, die in den letzten Jahren von immer mehr Orten erstellt wurden. Das mühsame Recherchieren via Geburtsurkunde oder Standesamt, das meine eigenen genealogischen Studien in den achtziger Jahren noch begleitet hat, entfällt ja immer mehr, da Registerauszüge und Kirchenbücher zunehmend digital zur Verfügung gestellt werden.

Viele Leute werden die Weitergabe von Generationenthemen oder Konflikten vermutlich als Hokuspokus abtun. Gibt es ein Beispiel aus Ihrer Praxis?

Ich hatte vor einigen Jahren einmal einen jungen Mann, Anfang zwanzig, bei mir in der Praxis, der immer wieder denselben Albtraum hatte, nämlich dass er von einer Gestalt mit Maschinenpistole verfolgt wird. Dieser junge Mann war weder beim Heer gewesen noch gab es sonst irgendeinen Anlass zu glauben, er hätte eine derartige Gewalterfahrung in der Realität gemacht. Also habe ich ihm empfohlen, sich von einem Genealogen, der auf Militärgeschichte spezialisiert war, die Kriegsbeteiligung seines Vaters und seines Großvaters möglichst genau rekonstruieren zu lassen. Der Großvater war verstorben, der Kontakt zum Vater nicht so gut, also gab es nur diesen Weg. Dabei stellte sich tatsächlich heraus, dass sowohl der Vater als auch der Großvater nicht nur im Ersten beziehungsweise im Zweiten Weltkrieg kämpfen mussten, sondern dabei auch im Frontdienst eingesetzt waren. Es ist also wahrscheinlich, dass beide einer ähnlich realen Bedrohung ausgesetzt waren, wie sie mein Klient immer im Traum vor Augen hatte. Der Genealoge konnte zum Glück noch weitere Details über die Einsätze der beiden »Ahnen« herausfinden, etwa wo sie wann stationiert waren – allein diese unmittelbare Betrachtung der Geschehnisse entlastete den jungen Mann so sehr, dass seine Albträume verschwanden. Dieser Mann ist aber kein Einzelfall, so etwas passiert immer wieder.

Ich hatte zum Beispiel auch eine Frau, Ende vierzig, in Behandlung, die an einer depressiven Erkrankung litt. Bevor sie zu mir kam, war sie bereits rund hundertfünfzig Stunden bei anderen Therapeuten gewesen, ohne dass eine wesentliche Besserung ihres Zustands eingetreten wäre. Ich möchte meinen Kollegen keine Fehler unterstellen, aber irgendetwas müssen sie quasi übersehen haben. Auch diese Dame folgte meiner Einladung, sich die Geschichte ihrer Vorfahren genauer anzusehen. Wie sich herausstellte, waren ihre Großeltern Vertriebene, deren ursprüngliche Heimat in Wolhynien, an der polnisch-weißrussischen Grenze gelegen war. Die Klientin konnte aus ihrer Biografie nur berichten, dass sie sich von den lichten Birkenwäldern in der Lüneburger Heide sehr angezogen fühlte und dort oft Wanderungen unternommen hatte. Erst als die Heimat ihrer Großeltern ins Blickfeld geriet, erinnerte sich diese Klientin an das Ölgemälde mit einem Birkenhain aus Wolhynien, das immer im Wohnzimmer der Großeltern gehangen hatte und das sich jetzt als die Quelle dieser Sehnsucht herausstellte. Die Geschichte dieser Vertreibung wurde jedoch in der Familie nie thematisiert, mit dem Ergebnis, dass die Frau ein diffuses Gefühl der Trauer beziehungsweise jene unerklärliche Sehnsucht in sich abgespeichert hatte. Beides kam aus dem besagten Familiengedächtnis.

Spielen denn Kriegserlebnisse der Vorfahren, auch im Sinne von Erfahrungen der Vertreibung oder Flucht, eigentlich die größte Rolle, wenn es um die Ahnenforschung im Dienste der Psychotherapie geht?

Ja, denn Themen wie Sühne und Scham von Tätern in den beiden Weltkriegen, Schuld- und Trauergefühle bei Familien mit Opfer- und Fluchtthematik sind fast in jeder europäischen Familie zu finden. Man muss sich einmal vor Augen halten, dass diese Ereignisse gerade erst in der Eltern- beziehungsweise der Großelterngeneration passiert sind und in der Regel für die später Geborenen auf unbewusste Weise belastend wirken.

Aber es gibt doch nicht in jeder Familie von Vertriebenen einen depressiven Nachkommen …

Hier müssen wir genau unterscheiden – zwischen Vertreibung und Flucht. Da gibt es nämlich einen ganz wesentlichen Unterschied. Wer sich zum Beispiel im oder gegen Ende des Zweiten Weltkriegs auf die Flucht begab, konnte sich in gewisser Weise darauf vorbereiten und hatte die Ressource der persönlichen Entscheidung. Er wusste, wohin er gehen wollte, was er mitnehmen konnte, und bestimmt hatte er auch eine gewisse – wenn auch nicht unbedingt realistische – Vorstellung davon, was ihn am Ende der Flucht erwarten würde. Er konnte also planend vorgehen und dabei auch immer die Konsequenzen seines Handelns bewusst abwägen. Das führt viel weniger leicht zu nachhaltigen Traumatisierungserfahrungen als etwa Vertreibung. Wenn aber im Zweiten Weltkrieg plötzlich die Amerikaner oder Russen vor der Tür standen, hatte man meist nicht mehr als zwei Stunden Zeit, um seinen Koffer zu packen. Man musste vom einen Moment zum anderen alles verlassen, das einem bisher Heimat bedeutet hatte. Solche Wunden verheilen lange nicht. Wenn so eine Flucht innerfamiliär noch nicht »abgeschlossen« ist, spüren die Nachkommen ein unbekanntes Gefühl von Sehnsucht. Genealogische Arbeit kann also im Kern tatsächlich heilende Wirkung haben.

Allein die Wiederverbindung mit der eigenen Geschichte, das Aufspüren der eigenen Wurzeln kann die Realität einer Person im Hier und Jetzt so gravierend verändern?

Ja, denn das sogenannte »Familiengewissen«, also die seelische Erinnerung der Familienmitglieder, tendiert dazu, Geschehenes in Ausgleich zu bringen. Hinzu kommt, dass wir in einer Gesellschaft leben, die die persönliche Freiheit stark in den Vordergrund rückt. Wir sprechen ja auch von Atomisierung und sozialer Entfremdung durch die zunehmende Auflösung familiärer Beziehungen. Es ist auch ganz typisch, dass die Ahnenforschung gerade in den USA so boomt. Hier wohnen Menschen zumeist in Städten, die nicht mehr als hundertfünfzig Jahre alt sind, und wechseln diese noch dazu recht häufig. Natürlich entsteht hier das besonders dringende Bedürfnis, die eigenen Wurzeln zu finden – und sei es in Europa.

Ich gebe Ihnen recht, dass Ahnenforschung sicherlich identitäts-
stiftend wirken kann, in einer Zeit, in der familiäre Beziehun-
gen immer stärker in den Hintergrund treten. Was allerdings gar
nicht in dieses Bild passt, ist, dass etwa der Berufsgenealoge Felix
Gundacker zu erzählen weiß, dass Ahnenforscher, die auf neue
Familienkontakte stoßen – etwa eine bisher unbekannte Cousine,
eine Tante oder gar Geschwister – in den seltensten Fällen Kon-
takt zu diesen aufnehmen. Nun gibt es »Blutsverwandte« – und
dann man will sie nicht kennenlernen?

Das hängt wahrscheinlich mit gewissen Geburtsjahrgängen
zusammen. Menschen, die zwischen 1940 und 1970 geboren
sind, würden vermutlich sehr wohl den persönlichen Kontakt
zu ihren Verwandten suchen oder auch direkt in den Ort ihrer
Herkunft fahren. Sie sprechen aber vermutlich von Angehörigen der sogenannten »Generation Y«, wie sie in der Perso-
nalpolitik genannt werden, also Menschen, die in den achtziger bis neunziger Jahren geboren wurden: Diese Menschen
interessieren sich zwar für das genealogische Wissen, haben
aber grundsätzlich wenig Loyalität in sozialen Beziehungen
außerhalb der digitalen sozialen Netzwerke. Dieses ungebun-
dene Verhalten macht vielen großen Firmen schon seit ein
paar Jahren riesige Probleme in der Personalentwicklung, wo
Investititonen in die Ausbildung neuer Mitarbeiter getätigt
werden, die dann schnell zu anderen Unternehmen wechseln.
Diese Menschen sammeln eigentlich nur das Wissen über ihre
Vorfahren, ohne sich emotional damit zu verbinden.

Es gibt aber auch Fälle von Familiengeschichten, in denen man
sich unmöglich mit den eigenen Wurzeln verbinden kann – wenn
Personen etwa unglaubliche Gräueltaten vollbracht haben oder
als Beziehungspersonen gar nicht zur Verfügung standen. Können

Sie in manchen Fällen der Aufforderung: »Sag dich doch einfach los!« etwas abgewinnen?

Sie haben recht, das sagen viele junge Leute heutzutage so salopp zueinander. Das kommt dann auch meistens voller Entschlossenheit daher. In Wirklichkeit kann man so etwas aber immer nur sagen, wenn es einem gut geht. Menschen, die fünfzig, sechzig Jahre alt werden, schaffen das dann aber reihenweise nicht mehr, denn diese Entschlossenheit, überhaupt diese Entscheidung, kostet Kraft, und ich habe es schon oft erlebt, dass sich die Seele genau in diesem Moment wieder zurückzubewegen beginnt. Genealogie betreiben wir ja nicht absichtlich. Es ist etwas, das die Seele von ganz alleine tut, wenn man sie lässt. Wer aber nun in diesem Prozess zum Beispiel wirklich auf einen Großvater mit Nazi-Vergangenheit stößt, auf den er sich unmöglich »berufen« kann, sollte einfach in der Ahnenkette weitergehen. Möglicherweise stößt er viel früher auf eine Person, mit der er sich identifizieren kann – einen ehrbaren Handwerker, einen Kapitän, der neue Länder entdeckt hat oder Ähnliches. Eine andere Möglichkeit, die ich auch oft erlebt habe, ist, dass etwa Angehörige aus der Enkelgeneration einen Ausgleich mit den »geschändeten« Personen, im Falle des Holocaust mit jüdischen Menschen suchen. Es kann eine Familie unglaublich entlasten, wenn sich der Enkel eines »Täters« einmal mit dem Enkel eines »Opfers«, also zum Beispiel eines im KZ vergasten Juden, an einen Tisch setzt und darüber diskutiert. Da wären wir dann wieder bei den Maoris gelandet, die eben sagen, dass unsere psychische Stabilität und Gesundheit unmittelbar davon abhängt, wie weit unsere Ahnenerinnerung zurückreicht – nicht nur als Defizitausgleich, sondern auch als tieferes, stärkeres Eingebunden- und Verwurzeltsein in der eigenen familiären Bindung.

RAINER DIRNBERGER

Man kann auch auf der Matte
Nein sagen lernen

Psychologie und Kampfkunst – wie passt das zusammen? Der Transaktionsanalytische Psychotherapeut Rainer Dirnberger hat ein Programm entwickelt, das beides vereint. Für ihn ist die »sanfte Kampfkunst« Aikido eine perfekte Ergänzung zur Psychotherapie. Er selbst ist langjähriger Aikidoka (fünfter Dan).

Herr Dirnberger, Sie sind Psychologe, Psychotherapeut und praktizieren seit mehr als dreißig Jahren Aikido. Was hat Sie persönlich zum Aikido gebracht?

RAINER DIRNBERGER: Dass ich aufs Aikido gestoßen bin, verdanke ich eigentlich einem Zufall. Während meines Psychologiestudiums in den achtziger Jahren hatte ich diverse körperliche Probleme und wollte beweglicher werden. Ich war jedoch so pazifistisch eingestellt, dass ich mir zuerst unmöglich vorstellen konnte, je selbst eine Kampfkunst auszuüben. Damals gab es zwei Freunde, die mich zu einer Probestunde überredeten. Schon diese erste Stunde wirkte! Ich war erstaunt und begeistert zugleich – anstatt eines Kampfes gegeneinander erlebte ich die große Freude am gemeinsamen Training.

Das Faszinierende an Aikido war für mich von Anfang an, dass die Prinzipien Gewaltfreiheit und Widerstandslosigkeit in einer effizienten Technik zusammenkommen. Die Grundidee ist, dass die Kraft des Gegners in einer entspannten, ruhigen

150

Haltung aufgenommen und in eine für beide sichere Bewegung gebracht wird.

Man bezeichnet Aikido im Vergleich zu anderen Kampfkünsten auch als »Kampfkunst für Sensible«. Würden Sie dem zustimmen?

Absolut. Aikido ist schon von seiner Gründungsgeschichte her speziell. Die Techniken gehen auf den Japaner O'Sensei Morihei Ueshiba zurück, dessen Bild noch heute zum Gedenken in jedem Dojo, dem Übungsraum, zu sehen ist. Ueshiba zog als Soldat in den russisch-japanischen Krieg Anfang des 20. Jahrhunderts. Nach seiner Rückkehr erlebte er eine Art spirituelle Erleuchtung, die dazu führte, dass er seine eigene Form der friedfertigen Kampfkunst entwickelte: das Aikido.

Die drei Silben Ai, Ki und Do erklären, worum es im Wesentlichen geht. Ai steht im Japanischen für Freundschaft, Gleichgewicht und Harmonie, Ki bedeutet Energie, Geist und Wille und Do bezeichnet den Weg beziehungsweise die Philosophie. Ein Hauptprinzip des Aikido liegt im Schutz und in der Achtung des anderen. Es war wohl nicht zufällig die erste Kampfkunst, die nach dem Zweiten Weltkrieg in Japan wieder praktiziert werden durfte.

Was bedeutet das für die Praxis? Immerhin handelt es sich beim Aikido nicht wie bei Yoga oder Qi Gong um friedliche, individuell praktizierte Übungen, sondern letztlich doch um Kampfsituationen.

Konkret bedeutet das, dass es im Aikido keine Wettkämpfe oder Gewichtsklassen wie bei anderen Kampfkünsten gibt. Eine zarte Frau kann einen schweren Mann problemlos umwerfen, wenn sie über die richtige Technik verfügt. Kraft, Stärke und Schnelligkeit sind im Aikido kein Kriterium mehr. Es gibt auch keine einzige Angriffstechnik. Das Aikido besteht im Wesentlichen aus Würfen und Hebeltechniken, wie man sie auch aus dem Karate oder Judo kennt, die aber alle nur der Verteidigung dienen. Wer gelernt hat, seinen Körper im Gleichgewicht zu halten und die richtige Atmung praktiziert, kann darauf zählen, dass die Schwerkraft den Gegner auf der Matte zu Fall bringt. Durch die vielen Dreh- und Rotationsbewegungen wirkt diese Kampfkunst für den Betrachter häufig besonders elegant. Dementsprechend schwer ist sie auch zu erlernen.

Sie haben ein Buch geschrieben, das eine Verbindung zwischen Aikido und Psychotherapie herstellt. Wie passen diese beiden Dinge zusammen?

Auf den ersten Blick scheint es so, als ob sie nicht viel miteinander zu tun hätten. Im einen Fall geht es um Heilung, zumeist durch ein Gespräch, im anderen Fall um die Lösung eines Konflikts. Doch beim genaueren Hinsehen werden Sie bemerken, dass Kampfelemente auch im Bereich der Psychotherapie auf zwei Ebenen vorkommen. Einerseits hat jeder Klient innere konflikthafte Anteile, die im Widerstreit stehen. Denken Sie nur an den bekannten Spruch: »Zwei Seelen wohnen, ach, in meiner Brust.« Andererseits tritt auch in der Klienten-Therapeuten-Beziehung ein Konflikt auf, der sich im sogenannten Widerstand zeigt. Der Widerstand ist jener Anteil des Klienten, der gar nicht gesund werden will und somit auch den Heilungsprozess hemmt. In der Therapie geht es letztlich darum, einen Umgang mit diesem Anteil zu finden. Die Kampfkünste bieten gewisse Antworten auf Konflikte, die auch für die Psychotherapie hilfreich sind.

Wie löst ein Aikidoka denn seine Konflikte, und was kann davon für die therapeutische Praxis übernommen werden?

Es gibt drei biologische Reaktionen auf einen Angriff, die uns alle angeboren sind: Totstellen, Flucht oder Gegenangriff. Wenn Sie zum ersten Mal Aikido praktizieren, werden Sie sich auf körperlicher Ebene ganz ähnlich verhalten, wie Sie es im Alltag tun. Sind Sie also ein Mensch, der im Konfliktfall das Zimmer verlässt, so werden Sie im Angriffsfall auf der Matte intuitiv einen Schritt nach hinten machen. Gehören Sie zu den impulsiveren Menschen, die bei Kritik rasch in die Offensive gehen, werden Sie auch im Aikido zuerst versuchen, sich Ihrem Gegner mit Kraft entgegenzustemmen. Und natürlich gibt es auch jene Menschen, die im Falle einer Konfrontation innerlich erstarren und alles mit sich geschehen lassen. Auch das kann sich im Dojo auf körperlicher Ebene zeigen. Wichtig zu wissen ist: Alle drei Reaktionsweisen führen zu einer Verschärfung des Konflikts.

Wie sieht die Alternative auf der Matte aus?

Das Aikido bietet eine sinnvolle alternative Lösungsmöglichkeit an, bei der es darum geht, den Angriff oder Konflikt anzunehmen und in eine für beide sichere Position zu bringen. Ein gutes Beispiel aus der Praxis ist der »Koshi Nage«. Das japanische Wort Koshi heißt Hüfte, Nage bezeichnet den Wurf. Kommt ein Angreifer festhaltend von hinten, wäre der normale Reflex, sich gegen den Angriff zu stemmen. Im Aikido jedoch entspannt sich die angegriffene Person, schmiegt sich mit den Hüften für einen Moment in den Angreifer hinein und lässt ihn dann über die Hüfte abrollen. Das Umlenken der Angriffsenergie führt zum Wurf. Anstatt den Gegner weiter zu schädigen, wird dieser nur gesichert. Übertragen auf die

Gefühlsebene würde dies bedeuten: Nimm den Konflikt an, anstatt ihn zu vermeiden, aber lass nicht zu, dass der andere dich überwältigt!

Wie sieht die Verbindung von Psychotherapie und Kampfkunst ganz praktisch aus – lassen Sie Ihre Klienten in der Therapie Würfe und Hebeltechniken erlernen?

Nein. *(lacht)* Von meinem Grundberuf her arbeite ich als transaktionsanalytisch orientierter Psychotherapeut. Dabei handelt es sich um eine tiefenpsychologische Richtung, in der Konflikte vor allem verbal – also eher körperfern – bearbeitet werden. Für meine Praxis wandle ich die Übungen aus dem Aikido so ab, dass sie die Konflikte eines Klienten auf Körperebene symbolisch darstellen.

Lassen Sie mich das Ganze anhand eines Beispiels aus einer Therapiegruppe erklären. Eine Frau kam mit Burn-out in Behandlung zu mir. Die alltäglichen Anforderungen hatten begonnen, sie massiv körperlich zu beeinträchtigen. »Alle wollen dauernd etwas von mir«, formulierte sie ihr Unwohlsein. Im Versuch, es ihrer Umgebung recht zu machen, hatte sie sich selbst komplett aufgerieben. In der Gruppe versuchten wir nun die Situation der Frau in einer symbolisch adäquaten Angriffssituation nachzustellen. Die Frau begab sich also in die Mitte der Gruppe, die einen Kreis um sie bildete. Die anderen Teilnehmer begannen sie von allen Seiten hin und her zu schieben und äußerten dabei Sätze aus dem Alltag der Klientin. Da gab es die Kinder, die immer wieder riefen: »Ich will spielen!«, »Ich will essen!«, die Chefin, die sagte: »Mach das sofort!«, der Mann, die Freunde, alle riefen ihr ihre Wünsche zu – Anforderungen von allen Seiten, so viele, dass der Raum für die eigenen Bedürfnisse der Klientin scheinbar fehlte. Sie reagierte reflexartig, wendete sich getrieben vom einen zum anderen, verlor dabei körperlich ihr Gleichgewicht und stolperte. In dieser Situation würde man im Aikido die Konfrontation zuerst zulassen. Mit anderen Worten: Raus aus der Passivität, rein in eine aktive Rolle. Die junge Frau entspannte sich also und drehte sich bewusst mit jeder Aufforderung in die jeweilige Richtung. Durch die gelöste Haltung bewegten sich ihre Arme mit und begannen locker um den Körper zu schwingen. Die umstehenden Personen traten dadurch unmittelbar einen Schritt zurück. Ihr Freiraum wurde größer. Die Klientin erlebte, dass es nicht nur die beiden Möglichkeiten gibt: Ich muss dagegen kämpfen und stolpere oder ich verliere mich selbst, sondern dass es auch eine Alternative gibt. Es geht darum zu spüren, wie es sich anfühlt, auch »anders« sein zu können. Durch die an die Aikido-Übung anschließende bewusste Reflexion ihrer neuen Haltung wurde ein heilsamer Prozess ausgelöst. Man kann auch auf der Matte Nein sagen lernen!

Wo wird Ihr Programm derzeit praktiziert?

Ich habe kürzlich eine positive Rückmeldung vonseiten eines Krankenpflegers und Aikidoka aus dem Bonner Gezeitenhaus, einer psychosomatischen Klinik, erhalten. Er praktiziert dort seit Kurzem wöchentlich mit einer Gruppe von Burn-out-Patienten in der Tagesklinik. Noch länger jedoch mit einer Gruppe aus dem Personal. Während seine Kollegen durch das Aikido lernen, mit schwierigen, konflikthaften Situationen im Alltag mit den Klienten besser umzugehen, lernen die Burn-out-Erkrankten, wieder in die eigene Kraft zu kommen. Letztere berichten davon, dass das Aikido auf sie aktivierend und den Selbstwert stärkend wirkt. Sie lernen die Freude an der Bewegung neu und spüren, dass sie selbst der Motor ihres eigenen

Tuns sind. Gerade bei Burn-out oder Angsterkrankungen kann Aikido ein wichtiger Mosaikstein in der Therapie sein, da die Kampfkunst eingefahrene Muster auf körperlicher Ebene aufzulösen hilft. Besonders schön fand ich es zu hören, dass durch das Aikido-Training in der Klinik einige Klienten an positive Erfahrungen mit anderen Kampfkünsten in der Kindheit und an das gute Gefühl des gemeinsamen, freudvollen Trainings erinnert wurden. Sie beschlossen, das Training auch nach ihrer Behandlung fortzusetzen.

Wie verbreitet ist das Angebot von Psychotherapie und Kampfkunst im stationären und ambulanten Bereich?

Klienten finden im Moment nur sehr vereinzelt Therapeuten, die selbst Kampfkunst praktizieren, und es gibt einige wenige Angebote in zumeist psychosomatischen Kliniken. Und selbst da wird Aikido häufiger für die Mitarbeiter als für die Klienten angeboten. Ich denke, wir Europäer haben nach wie vor eine große Hemmschwelle, wenn es darum geht, Kampfkünste in unsere Heilbehandlungen einzubauen, da wir uns dem Thema »Kampf« ganz anders nähern als es in asiatischen Kulturen der Fall ist. In unserer Gesellschaft gibt es eine starke Sozialisierung in Richtung Wettkampf und Leistung. Genauso nehmen wir also auch die Kampfkünste wahr. Der Wunsch zu siegen, der Stärkste zu sein, in der Pyramide nach oben zu kommen oder zumindest immer noch einen unter uns zu wissen, ist stark in uns verwurzelt. Manche Asiaten werfen uns da wohl zu Recht vor, die Kampfkünste nie wirklich begreifen zu können.

Gibt es auch Krankheiten, bei denen Sie von dieser Behandlung abraten würden?

Bei Menschen mit einer posttraumatischen Belastungsstörung würde ich wohl zu großer Vorsicht raten. Hier ist der sichere, freundliche und einfühlsame Rahmen, den der Trainer und die anderen Trainierenden bieten können, wesentlich. Es geht darum, die Erfahrung des Miteinanders freudvollen leiblichen Tuns und Lernens zu vermitteln anstatt eines kriegerischen Gegeneinanders. Ich erinnere mich an ein Training mit Kriegsgeflüchteten, von denen sicherlich etliche traumatische Erfahrungen in jüngster Zeit erleben mussten. Alle hatten aber sichtlich große Freude an der für sie ungewöhnlichen Erfahrung einer Aikido-Einheit. Gerade für Traumatisierte kann es von Bedeutung zu sein, zum ersten Mal oder wieder zu spüren, dass sie sich auch wehren können und dürfen – ohne den anderen dabei besiegen zu müssen.

Was war der Auslöser, sich auch wissenschaftlich mit dem Thema zu beschäftigen und ein Buch zu schreiben?

Eine Art Initialzündung war für mich der Kongress »Kampfkunst und Psychotherapie«, der 1993 in der Schweiz stattfand. Dieser wurde vom Psychotherapeuten Hilarion Petzold, dem Begründer der Integrativen Therapie, selbst über Jahrzehnte praktizierender Aikidoka, organisiert. Ich war damals ein junger Psychotherapeut und erster Dan Aikido. Plötzlich hatte ich eine ganz konkrete Idee, wie eine Verbindung von Kampfkunst und Psychotherapie für mich als Aikidoka und Psychotherapeut aussehen könnte. Drei Jahre später, 1996, stellte ich meine Ideen erstmals einer Öffentlichkeit beim ersten Weltkongress für Psychotherapie in Wien vor. In den folgenden Jahren veröffentlichte ich immer wieder Fachartikel zu diesem Thema und konkretisierte meine Überlegungen weiter, die ich aus der Praxis entwickelte.

Das Thema gibt es also schon eine Weile. Was hat sich seitdem in der Forschung getan?

Sie haben recht, die Idee ist nichts Neues. Meines Wissens nach war der Psychotherapeut Graf Dürkheim der Erste im deutschsprachigen Raum, der Aikido als Teil einer ganzheitlichen Behandlungskonzeption einführte. Karlfried Dürkheim war auch derjenige, der in der ersten Hälfte des 20. Jahrhunderts die sogenannte Initiatische Therapie begründete, in der er westliches therapeutisches Know-how mit asiatischem Ideengut wie etwa der Zen-Meditation in Verbindung brachte. Er und Hilarion Petzold sind jedoch eher Ausnahmeerscheinungen. 1993 brachte einen gewissen Hype in der Auseinandersetzung mit dem Thema, der seit damals leider stagniert. Meines Wissens gibt es immer wieder einmal eine wissenschaftliche Abschlussarbeit zu diesem Thema, was aber nach wie vor fehlt, ist eine breite Basis in Forschung und Praxis.

ELISABETH DOKULIL

Die schlimmsten Käfige
bauen sich die Menschen selbst

Wenn das Sammeln von Dingen zur Sucht wird, bauen sich Menschen ihre eigenen »Höhlen«. Die Psychoanalytikerin Elisabeth Dokulil ist Gründerin der ersten Wiener Messie-Selbsthilfegruppe. Im Gespräch erzählt sie über die fließenden Ordnungen der Messies – und was sie von Archivaren unterscheidet.

Frau Dokulil, wie hat sich die Corona-Zeit auf den Umgang der Menschen mit Dingen ausgewirkt?

ELISABETH DOKULIL: Ich habe den Eindruck, dass die Menschen, die zu mir in die Praxis kamen, insgesamt weniger Dinge gekauft haben. Alle haben sich also mehr mit dem beschäftigt, was sie bereits hatten. So mancher stieß auf diesem Weg auf alte Schätze. Bei einigen gab es ein regelrechtes Erstaunen darüber, wie sehr ihre alten Sachen wieder Beachtung fanden.

Könnte das eine positive Langzeitfolge der Corona-Krise sein – Stichwort Ressourcen sparen?

Da bin ich skeptisch, denn natürlich sehe ich rund um mich, wie der Internethandel boomt. Viele Leute lassen sich nun sogar schon all ihre benötigten Lebensmittel ins Haus liefern.

Wie ist es in dieser Zeit Menschen ergangen, die man als Messies bezeichnen würde?

Messies sind in vielen Fällen keine Internetshopper. Sie haben daher ihren Konsum zumeist heruntergeschraubt. Durch die öffentlichen Einschränkungen wurden vielen zum ersten Mal die inneren Einschränkungen bewusst, die sie sich selbst auferlegen. Ganz konkret fiel vielen Messies das Ausmisten sogar leichter.

Ab welchem Punkt ist man ein Messie?

Im Sinne eines psychischen Leidens trifft die Bezeichnung zu, wenn das Alltagsleben massiv eingeschränkt ist. Wenn Küche, Klo und Bad nicht mehr benutzbar sind. Wenn das Vorzimmer ausgeräumt werden muss, bevor man die Wohnung verlassen kann. Oder wenn es immer wieder notwendig ist, Dinge vor der Wohnung oder außerhalb der Wohnung zu deponieren. Eine Wohnung muss so weit funktional sein, dass sich eine Person darin ihre Grundbedürfnisse erfüllen kann. Dazu zählen: sich reinigen, sich versorgen und es sich auch irgendwo gemütlich machen können.

Ein übervoller Kleiderschrank oder ein vollgeramschter Keller macht mich also noch nicht zum Messie?

Ich habe immer Schwierigkeiten damit, krank und gesund scharf voneinander zu unterscheiden. Messies machen etwas in einer extremen Form, aber es handelt sich um eine Erfahrung, die wir alle machen. Jeder hat doch einen Bereich in seiner Wohnung, von dem er nicht genau weiß, was sich dort befindet – die sogenannte Schmuddelecke. Die Messies bezeichnen das übrigens als »Messie-Nest«. Das kann eine Lade sein, der Keller, der Abstellraum et cetera. Immer wenn man von einem Ding nicht weiß, ob man es behalten oder weggeben soll, gibt man es dorthin. Und jeder weiß, dass man es in Überlastungszeiten so weit bringen kann, dass ein Zimmer nicht mehr auszuhalten ist. Als Studierende befüllt man leicht einmal den ganzen Schreibtisch und Boden mit den Unterlagen für die Abschlussarbeit. Das Messietum ist schon etwas, mit dem man ganz gut zurechtkommen kann – auch als Lebensform.

Was genau ist dann das Destruktive daran, wie Messies sammeln?

Messies häufen die Dinge an, die auf sie zukommen. Sie wollen sie behalten. Oft glauben sie, diese noch verwenden zu können. Und sie sind nicht in der Lage, etwas auszusortieren oder wegzuwerfen. Messies benützen Dinge vor allem, um ihr Leben zu füllen – räumlich, zeitlich und emotional. Sie befüllen die freien Flächen auf ihren Möbeln; sie füllen Räume an, manchmal auch ganze Wohnungen; sie befüllen ihre Autos und die Taschen, die sie mit sich tragen. Messie-Spezialist und Psychotherapeut Rainer Rehberger würde sagen, dass es sich um einen analen Vorgang handelt. Man tut alles dafür, dass nichts vergeht. Am Ende kommt dabei aber nur ein Einheitsbrei heraus. Die Anhäufung führt gleichzeitig zur Zerstörung der Objekte. Man kann sich im Leben überhaupt nur eine gewisse Menge an Dingen aneignen. Bereits Goethe sagte treffend: »Was du ererbt von deinen Vätern, erwirb es, um es zu besitzen.«

Ein kultureller Versuch der Aneignung von Materialsammlungen sind Museen und Archive. Ich vermute, Messies und Archivare verbindet ihre Empfindsamkeit für die Welt der Dinge. Wären Messies eigentlich gute Archivare?

Es stimmt, dass das Verbindende die Wertschätzung gegenüber Altem ist. Bei den meisten Messies ist auch das Bedürfnis da,

Gegenstände vor der Vernichtung zu retten. Viele denken sich: »Das ist ein schönes Ding, das will ich bewahren.« Messies vergleichen sich gerne mit Museumsdirektoren oder Schlossbesitzern. Sie fühlen sich wie die Verwalter von Sammlungen, die – hätten sie nur genügend Raum – ihrer Meinung nach durchaus wertvoll wären. Da ist natürlich auch etwas dran, wenn man sich ansieht, was zum Beispiel in Museen aufgehoben wird. Nicht alles hat hier einen Sinn. Es ist eine gesellschaftliche Übereinkunft, keltische Scherben aufzuheben. Warum sind Joghurtbecher aus den fünfziger Jahren oder die ersten Tetra Paks weniger wertvoll? Menschen sammeln ganz vieles im Kampf gegen die Vergänglichkeit. Dennoch gibt es aber einen großen Unterschied zwischen dem Sammeln und dem Horten – das Design Museum hat zwei alte Joghurtbecher, der Messie fünfzig. Hier geht es um das Fehlen von Grenzen. Messies sammeln auf eine Art und Weise, die sie selbst verletzt und schwächt.

Was machen Archivare anders?

Sie schaffen es, eine nachhaltige Ordnung zu etablieren, die auch Bestand hat, wenn sich zum Beispiel die Leitung eines Archivs ändert. Die Praxis zeigt natürlich, dass dieses Ideal nicht immer erreicht wird. Jeder kennt Beispiele von Archiven, die nicht mehr funktionieren, nachdem die Leitung gewechselt hat. Das ist der Fall, wenn der Vorgänger ein Ordnungssystem eingeführt hat, das nur er entschlüsseln kann. Aber im Allgemeinen gelingt es doch in den meisten Archiven, eine einmalige Ordnung zu gestalten und diese beizubehalten. Die Ordnungssysteme der Messies sind immer fließend und häufig auch miteinander konkurrierend. Bücher und Zeitschriften werden zum Beispiel einmal nach Jahrgang sortiert, dann wieder nach Thema oder nach Alphabet. Ein Messie wird nie fertig mit seiner »Arbeit«.

Messies sammeln besonders oft »Gedrucktes«, sprich Zeitungen, Magazine, Bücher et cetera. Könnte das Digitalisieren dieser gedruckten Bestände nicht die Lösung für solche »Ordnungsprobleme« sein? Ein Objekt ließe sich dann auch mehrfach »beschlagworten«.

Ich habe solche Ideen in der Tat öfters mit Messies diskutiert, aber immer ohne Ergebnis. Das Problem für viele war, dass sie den zeitlichen Aufwand nicht stemmen konnten. Messies erlauben sich keine »Mitarbeiter«, und wie kann man das Digitalisieren alter »Bestände« managen, wenn gleichzeitig ständig Neues hereinströmt? Dazu kommt noch, dass das »Hergeben« einfach nicht funktioniert. Das eingescannte Dokument muss also weiterhin physisch vorhanden bleiben. Außerdem wird man dann vielleicht zum Digital-Messie. Es gibt bereits jetzt viele Menschen, die ihre Boxen am Handy nicht löschen können, oder Leute, die sehr viel Speicherplatz am Computer brauchen. Man hat im virtuellen Raum genauso viele Möglichkeiten, große Mengen an Daten zu besitzen und sich darin zu verlieren.

Was macht das Loslassen so schwer?

Die Dinge können Ersatz für enge Beziehungen sein. Das ist allerdings nichts Messie-Spezifisches. Auch Kinder haben Kuscheltiere im Bett, wenn die Mutter nicht da ist. Man spricht dann vom sogenannten Übergangsobjekt. Der englische Sozialanthropologe Daniel Miller beschreibt in seinem Buch »Der Trost der Dinge« den Umgang der Menschen mit ihren Objekten in einem relativ normalen Bereich. Anhand seiner Schilderungen lässt sich erkennen, dass es sich um etwas allgemein Menschliches handelt. Dinge geben Trost, Sicherheit und Halt. Im Unterschied zum Durchschnitt ziehen sich Messies stark in ihre Dingwelten zurück.

Was liegt diesem Rückzug zugrunde?

Menschen mit psychischen Problemen neigen häufig dazu, sich zurückzuziehen, damit niemand ihre Absonderlichkeiten sieht. Isolation ist ein großes Problem in unserer Gesellschaft. Wer alleine lebt, hat aber trotzdem das Bedürfnis, sich mit Vertrautem zu umgeben. In diesem Fall können die Dinge zum Ersatz von Bezugspersonen werden. Oft beginnt das Sammeln damit, dass Dinge übrig bleiben von vertrauten Menschen, die man verloren hat. Mir ist es allerdings wichtig darauf hinzuweisen, dass das auch im normalen Leben eine Rolle spielt. Viele Menschen würden sich zum Beispiel den Schal der verstorbenen Großmutter aufheben. Ich glaube, eine Schwierigkeit liegt darin, zu akzeptieren, dass es auch Erinnerungen gibt, zu denen kein Material vorhanden ist.

Welche psychischen Schwierigkeiten stecken hinter dem Messietum?

Ich glaube, dass möglicherweise schwere psychische Erkrankungen auf die Messie-Symptomatik verschoben werden. Dazu zählen Zwangsstörungen, Depression und schwere narzisstische Persönlichkeitsstörungen – alles Bereiche, in denen Kontaktstörungen bestehen. Diese Menschen haben oft ein starkes Verlorenheitsgefühl. Im Ansatz kennt das auch jeder von uns. Ich habe noch niemanden getroffen, der nicht im Laufe seines Lebens schwerwiegende Erfahrungen von Verlassenheit, Verlust oder Misshandlung gemacht hätte.

Was meinen Sie genau mit Kontaktschwierigkeiten?

Messies haben häufig Schwierigkeiten, ihre negativen Gefühle gegenüber nahen Bezugspersonen zu äußern. In engen Beziehungen haben wir einfach manchmal Wut auf den anderen. Liebe und Hass sind nahe beisammen. Messies können ihren Ärger nur schwer ausdrücken und beginnen dann an einem Kontakt insgesamt zu zweifeln. Manchmal so sehr, dass sie sich davon zurückziehen. Es geht immer wieder darum, unsere Emotionen in Einklang zu bringen.

Häufig liest man auch, dass die Dinge wie eine Art Schutzschicht für die Betroffenen seien. Psychoanalytiker stellen den Vergleich zum Mutterleib als Rückzugsort und Ort der Sicherheit her. Stimmt das?

Man hat tatsächlich oft das Gefühl, eine Höhle zu betreten, wenn man in eine Messie-Wohnung kommt. Und jede Form von Höhle lässt sich analytisch als Gebärmutter deuten. Man darf nicht vergessen, dass das für viele Leute vermutlich wirklich der einzig sichere Ort in ihrem Leben war. Viele Messies haben sehr frühe Störungen in der Beziehungsentwicklung erlebt. Das muss nicht immer ein Missbrauch sein. Es reicht schon, dass man als Baby über Wochen oder Monate im Spital war, oder dass zum Beispiel die Mutter nach einem unerwarteten Unfall für einige Zeit ins Krankenhaus kam. Solche Einflüsse können die ganz frühe Ordnung stören. Ein Mensch muss dann erst selbst eine Form von Geborgenheit für sich finden. Diese kann man sich mithilfe der Dinge herstellen.

Man könnte also auch sagen, dass es sich um eine kreative Coping-Strategie handelt … ?

Es ist sicherlich eine kreative Aktion. In manchen Messie-Wohnungen sehen Sie Anhäufungen, die wie kleine Architekturen oder Kunstwerke aussehen. Das Schlimme ist allerdings, dass das Ganze einen stark selbstquälerischen Zug hat. Das Horten lässt die Freude an der Kreativität nicht zu, sondern hat etwas Bestrafendes. Es ist schon ein Käfig, den sich Messies hier bauen. Die schlimmsten Käfige bauen sich die Menschen immer selbst: Wenn sie sich etwas nicht trauen, sich etwas nicht zugestehen oder etwas Freudvolles nicht beginnen. Das Verschieben ist eine große Gemeinsamkeit aller Messies. Sie verschieben sogar die Verwendung der Dinge. Vieles wird für die Zukunft gekauft und dann verpackt in der Wohnung liegen gelassen und nie verwendet. Es gibt also eine große Scheu vor dem Gebrauch.

Die Dinge beziehungsweise die Beschäftigung mit den eigenen Sammlungen geben also dem Leben Ordnung und Struktur?

Die Beschäftigung mit den Dingen spielt sicherlich eine große Rolle für die Menschen. Wobei das Ganze manchmal eher Leerlaufcharakter hat, weil sich die Menschen nicht mit dem Grund ihrer Qual beschäftigen. Diese Form von Beschäftigung hat etwas Ablenkendes. Es ist offensichtlich zu schwer, sich anzusehen, was einen wirklich ausfüllt. Darum ist es auch so wichtig, die Ansammlungen in der Therapie gemeinsam mit dem betroffenen Menschen zu besichtigen.

Besichtigt werden Messie-Wohnungen auch im Fernsehen. Es gibt mittlerweile eine Fülle von beliebten Reality-TV-Shows, in denen Psychologen in Messie-Haushalten aufräumen. Häufig sogar in Abwesenheit der Betroffenen. Was halten Sie davon?

Von meinen Betroffenen weiß ich, dass Eingriffe von außen als grober Übergriff erlebt werden. So etwas kann passieren, wenn eine Messie-Wohnung von wohlmeinenden Bekannten während eines Spitalsaufenthalts oder während eines Urlaubs aufgeräumt wird. Dies kann zu richtiggehenden Zusammenbrüchen bei den Betroffenen führen. Ich kannte nur eine einzige Person, die sagte: »Ich habe zwar einen Zusammenbruch erlebt, aber letztlich bin ich dankbar.« In ihrem Fall handelte es sich um gute Freunde, die das Ausräumen übernommen hatten. Das Wesentliche war, dass sie der Betroffenen im Nachhinein in dieser schwierigen Situation beistanden. Sie halfen sogar mit, einen Teil ihrer Sammlung wieder aufzubauen, und begleiteten sie beim Trauern um manches, das verschwunden war.

In vielen Messie-Wohnungen türmen sich Zeitungen, Magazine und Bücher auf. Woher kommt diese Vorliebe für Print?

Bei Messies spielt das Gedruckte, sprich die Information eine große Rolle. Das hat mit einer elementaren Unsicherheit zu tun, die den eigenen Kern betrifft. Man glaubt, immer möglichst viel im Außen verfügbar haben zu müssen, um das Innere ausreichend nähren zu können. Vielleicht wird auch der eigene Wert eher von dem bestimmt, was man hat, und nicht davon, was man ist – frei nach Erich Fromm gesprochen. Man könnte also auch sagen, dass alles mit dem Selbstwert zu tun hat. Das ist etwas, das viele Menschen in etwas milderer Form kennen. Auch ich habe in meinem Leben erlebt, dass ich mir sehr schwer damit tue, meine Bücher auszumisten. In meinem Inneren gab es immer dieses Bild der Frau aus dem Film »Fahrenheit 451«, die am Ende mit ihren Büchern in Flammen aufgeht. So stellte ich es mir auch für mich vor und dachte dabei: Meine Bücher sind das Letzte, das ich weggebe. Als mein jetziger Mann zu mir in meine Wohnung zog, war ich plötzlich gefordert, meinen Buchbestand radikal zu reduzieren. Allein die starke Motivation, ihn um mich haben zu wollen, machte das möglich. Je älter ich werde, desto mehr denke ich mir auch, dass eigentlich nur die Informationen zählen, die man wirklich im Kopf hat. Das, was man verstanden und verdaut hat.

Inwiefern ist das Messietum eine Störung unserer Zeit?

Es handelt sich eindeutig um eine Störung der Zeit. Man muss es sich leisten können, ein Messie zu sein. Ich war eben bei einem Kunstfestival in Bulgarien. Dort hatte jeder vor seinem Haus eine Menge an Dingen liegen, sodass ich mir auf den ersten Blick dachte: Das sind Messies. Aber diese Menschen brauchen das alles. Sie brauchen das Holz zum Heizen, sie brauchen die Flaschen, sie brauchen die Plastikcontainer. Sie brauchen und verbrauchen diese Dinge.

Der Salzburger Psychotherapeut Rüdiger Opelt deutet das Messietum als transgenerationale Weitergabe von Mangelerfahrungen aus der Kriegszeit. Was sagen Sie dazu?

Die Angst vor dem Mangel ist sicherlich sehr groß. Man will unbedingt autark sein und niemanden um Hilfe bitten müssen. Daher hat man alles selbst und in so großen Mengen, dass einem nie etwas ausgehen kann. Natürlich lebt heute bei uns die Enkelgeneration derer, die vertrieben oder enteignet wurden. Das Wissen, dass man einen Teppich braucht, damit man Butter dafür eintauschen kann, ist vielleicht unbewusst immer noch irgendwo abgespeichert. Oder dass man froh ist über das letzte Leintuch, das man hat. Vielleicht sind Messies aber auch empfänglicher für etwas, das uns alle betrifft. Denken wir an die Fernsehberichte vom Elend in der Welt oder der drohenden Gefahr einer Wirtschaftskrise. Dieser Mangel ist gegenwärtig. Wenn wir sehen, wie es den Geflüchteten in den Lagern geht, hinterlässt das auch bei uns Spuren.

Könnte man sagen, dass Messies das gegenwärtige Spektrum von Überfluss und Mangel ausloten?

Überfluss und Mangel spielen sicherlich beide eine Rolle. Man hat einen Überfluss von Dingen und einen Mangel an emotionaler Sicherheit. Die Menschen heute wissen, dass es nicht so einfach ist, eine Heimat zu haben und einen Ort, wo man hingehört. Viele haben vielleicht das Gefühl: Das kann ich mir nur selber schaffen.

Zuletzt meine Frage, wie sind Sie zu den Messies gekommen? Und was fasziniert Sie daran?

Eine Journalistin machte mich im Jahr 2000 auf das Thema aufmerksam; ich fand das sofort spannend. Gemeinsam mit einer Kollegin leitete ich bald darauf eine erste Gruppe in freier Praxis. Als wir 2005 die SFU gründeten, nahm ich das Thema mit an die Uni, wo es noch heute ist. So leicht wird man Experte. *(lacht)* Ich beschäftige mich halt damit. Eigentlich habe ich mehr Fragen als Antworten. Das Thema übt nach wie vor eine gewisse Faszination auf mich aus: Wie schwer es ist, Dinge wegzugeben, wie schwer es ist, eine Ordnung zu finden. Und ich denke, die Menschen spüren das. Diese Wertschätzung braucht es in jeder Therapie. Ansonsten muss man so ehrlich sein, einen Klienten zu einem Kollegen weiterzuschicken.

HEINZ-PETER RÖHR

Hass ist eine Droge

Der deutsche Pädagoge Heinz-Peter Röhr beschäftigt sich schon
ein Leben lang mit Suchtphänomenen. Über fünfunddreißig
Jahre begleitete er Menschen psychotherapeutisch in der Fachklinik Bad Fredeburg für Suchtmittelabhängige. Im Gespräch
erzählt er, warum Hass abhängig machen kann – und was das
möglicherweise mit frühen Bindungstraumata zu tun hat.

*Die westlichen Demokratien sehen sich momentan vor allem
durch zwei Gefühle gefährdet: Hass und Wut, Stichwort Anti-
Corona-Demos, Sturm auf das Kapitol et cetera – wie kann die
Gesellschaft »therapiert« werden?*

HEINZ-PETER RÖHR: Wir müssen beginnen zu verstehen, dass
Hass wie eine Droge funktionieren kann. Wenn man beobach-
tet, wie Menschen gemeinsam auf der Straße Parolen skandie-
ren, erkennt man, dass sie sich in einen Rausch hineinsteigern.
Gleichzeitig treten in solchen Menschenmengen gehäuft rechte
Rädelsführer auf, die wie Dealer fungieren. Den Hass immer
weiter zu schüren, gleicht dem Verkauf von Drogen. Dabei
ist es völlig egal, ob es sich um Hass gegen Migranten, Juden
oder die Regierung handelt. Es geht immer um eine narzisst-
sche Erhebung über andere, die das Selbstwertgefühl für einen
kurzen Moment aufbläst. Hass hat insofern einen suchtartigen
Charakter, als sich das Selbstwertgefühl – ähnlich wie beim
Drogenkonsum – zwar kurzfristig, jedoch auf diesem Weg
nicht auf Dauer stabilisieren lässt.

Wenn Hass eine Droge ist, wie zeigt sich das suchttypische »Craving«?

Wer eine Hass-Mail oder ein entsprechendes Posting schreibt, fühlt sich in dem Moment überlegen. Allerdings handelt es sich dabei um eine Scheinlösung. Bald ist die alte Bedürftigkeit wieder da, und es muss rasch nachgelegt werden. Hass hat einen suchtartigen Charakter, weil man nie genug davon bekommen kann. Ich vergleiche Hass mit Kokain, denn Kokain ist eine Droge, die besonders bei Narzissten funktioniert. Sie laden damit ihr Größenselbst auf und fühlen sich für eine Zeit lang überlegen, großartig und fantastisch. Das tut der Mensch, der hasst, ebenso. Natürlich wirkt Kokain viel stärker, aber Hass ist eine Droge, die man immer bei sich trägt.

Aber nicht jeder, der auf der Straße protestiert, ist doch ein Narzisst …

In vielen Fällen weisen die Anführer ausgeprägt narzisstische Züge auf, wie etwa Donald Trump. Die amerikanische Soziologin Arlie Russell Hochschild deutete Trump so: »Er gibt den Arbeitern ihre Würde zurück.« Ich behaupte, ein Mensch, der selbst keine Würde hat, kann anderen keine Würde geben, aber er kann Hass schüren. Das ist die Methode der Populisten.

Wo genau gelingt es den Populisten einzuhaken?

Viele Menschen erleben sich selbst als wenig erfolgreich. Sie spüren intuitiv, dass es hier eine Möglichkeit gibt, ihr Selbstwertgefühl aufzublasen. Solche Veranstaltungen sind genauso infektiös wie ein Virus. Es kann daher auch sein, dass nach Abklingen der Pandemie vieles wieder abebbt. Ich sehe nur die Gefahr, dass rechtsextreme Gruppen hier ihr Süppchen darauf kochen und manche Menschen dann in dieser rechten Ecke hängen bleiben.

Viele Menschen fragen sich dieser Tage, wie man an diese Menschen herankommt …

Diese Menschen sind in diesem Moment gar nicht erreichbar. Der Versuch, mit Argumenten voranzukommen, muss notgedrungen scheitern, da es nicht um Wahrheit, Recht oder Unrecht geht. Es geht darum, das Selbstwertgefühl aufzublasen, und das darf nicht aufhören.

Welcher Weg bleibt dann noch, wenn man in einen Dialog treten möchte?

Aufklärung ist zumeist nicht im direkten Dialog möglich. Manchmal ist es leichter, wenn Menschen eine Sache nachlesen können.

Das heißt konkret …

Hass müsste gesellschaftlich geächtet werden. Ich sehe vor meinem geistigen Auge Plakate, eine Art Aufklärungskampagne über Hass und seine Auswirkungen nach dem Motto: »Hass macht dich krank« oder »Hass macht dich hässlich und depressiv«. So ähnlich wie die Warnungen auf Zigarettenschachteln. Ich glaube, man muss die Menschen aufklären, dass Hass ähnlich wie eine Droge starke Auswirkungen auf die eigene Persönlichkeit hat. Menschen, die solchen Hass produzieren, werden die Resonanz ihres Denkens auf sich selbst spüren, denn es entsteht so etwas wie Selbsthass und Depression.

Steht nicht möglicherweise die Depression an erster Stelle, und ist das Auf-die-Straße-Gehen nicht eher ein Ventil für einen bereits vorhandenen Groll?

Klar, hier ist ein ständiger Groll, eine ständige Missstimmung in diesen Menschen. Und dieser Hass fördert diese Missstimmung, das ist ein Teufelskreis.

Würde eine Aufklärungskampagne, wie Sie es vorschlagen, die angesprochenen Menschen nicht noch weiter in die Enge treiben, da sie sich als schuldig oder falsch erleben: Könnte der Schuss also nicht auch nach hinten losgehen?

Man müsste zumindest die erreichen, die am Anfang der Radikalisierung stehen. Aufklärung sollte daher auch über die Schulen passieren. Ich fordere schon seit Langem ein Schulfach »Psychoedukation«. Gemeint ist damit konkret, dass Kinder und Jugendliche lernen, mit ihren Gefühlen konstruktiv umzugehen, etwa mit Ärger oder Angst, und wie man effektiv an seinem Selbstwertgefühl arbeitet. In meinem Buch »Wie ich meinem Kind zu einem starken Selbstwertgefühl verhelfe« habe ich inhaltliche und didaktische Konzepte dafür zusammengetragen, aber in Deutschland bin ich der »Rufer in der Wüste«. In Dänemark gibt es schon seit Langem ein Fach ab der Grundschule, in dem die Kinder eine Stunde pro Woche über ihre Gefühle reden. Und das bis sie vierzehn Jahre alt sind!

Kommen wir zurück zur aktuellen Situation – was müsste die Politik tun, um die Menschen auf der Straße zu erreichen? Wie sähe ein guter Umgang mit extremen Gruppierungen aus?

Man müsste sich dringend fragen: Worum geht es hier eigentlich? Geht es wirklich um Sachargumente? Nicht wirklich. Es müsste verstanden werden, dass es um das Selbstwertgefühl geht. Politiker sollten sich daher fragen: Wie spreche ich das Selbstwertgefühl dieser Menschen an? Je mehr man sie bekämpft, desto mehr werden sie sich dagegen auflehnen. Das kann also nicht der Weg sein. Hier gilt es, Strategien zu entwickeln, durch die das Selbstwertgefühl besser berücksichtigt wird. Diese Menschen brauchen das Gefühl: Ja, wir sind trotzdem wertvolle Bürger!

Wo könnte die Politik ansetzen?

Zunächst einmal müsste man sagen: Es gibt bestimmt auch einige Punkte, bei denen diese Menschen recht haben. Ein Dialog sollte genau da ansetzen – ihnen da recht zu geben, wo sie recht haben. Die europäischen Regierungen haben im letzten Jahr viele Fehler gemacht. Es wäre sicherlich günstig, diese zuzugeben. Ja, man hat zu wenig Impfstoff bestellt, ja, die Testungen sind viel zu langsam angelaufen. Das ist die Realität.

Sie erwähnten vorher bereits die Zunahme narzisstischer Störungen in der Gesellschaft. Sie sind mit diesem Befund nicht allein. Unter anderem der Arzt Joachim Bauer postuliert dies in seinem Buch »Fühlen, was die Welt fühlt«. Wie kommt es dazu?

Hier kommen unterschiedliche Faktoren zusammen. Ein wesentlicher Faktor sind sicherlich die sozialen Medien. Schon kleine Kinder können sich häufig mit irgendwelchen Videospielen oder Clips ablenken. Als Jugendliche stellen sie dann permanent Fotos oder Videos von sich auf Instagram oder andere Plattformen. So lernen junge Menschen nie, Langeweile auszuhalten. Dabei ist es von großer Bedeutung, die Fähigkeit zu entwickeln, Stress zu bewältigen und Ziele zu verfolgen. Im späteren Leben ist es unerlässlich, Härten ertragen zu können oder auch ein gewisses Durchstehvermögen an den Tag zu legen, um zum Beispiel einen Beruf zu erlernen. Immer mehr Kinder und Jugendliche sind aber nicht mehr in der Lage, sich längere Zeit zu konzentrieren. Dementsprechend warnen auch viele Psychiater vor einer unguten Entwicklung, die bedeutet, dass viele Jugendliche nicht mehr arbeitsfähig sind.

Aber geringe Aufmerksamkeitsspanne muss doch nicht zu einer narzisstischen Entwicklung führen …

Ich denke schon. Wenn ein Mensch sich nicht mehr lange genug konzentrieren kann, um seine Ziele zu erreichen, entwickelt sich in ihm eine Unzufriedenheit, die er möglicherweise auf einer narzisstischen Schiene auslebt. Nach dem Motto: »Habe ich alles gar nicht nötig, brauche ich alles gar nicht. Das erledigen andere für mich.« Selbstverständlich gibt es viele Jugendliche, die mit Fleiß ihre Ziele verfolgen, aber daneben gibt es eben auch viele, die durchs Raster fallen. Und es ist kein Ende in Sicht, solange es immer neue, süchtig machende Internetportale gibt.

Stellen wir uns vor, es gäbe langjährige Analysen der Biografien jener Menschen, die sich extremen Gruppen anschließen. Könnte es sein, dass man dann gehäuft auf Bindungstraumata in der Kindheit dieser Menschen stößt? Gemeint sind damit Verletzungen der Persönlichkeit, die sich im Laufe der Kindheit in den Beziehungen mit den primären Bezugspersonen ergeben. In der psychologischen und psychotherapeutischen Literatur werden ja zuletzt vermehrt Bindungstraumata als Grund für narzisstische Entwicklungen genannt.

Die Entwicklung des pathologischen Narzissmus wird durch verschiedene Faktoren begünstigt. Zum einen ist es Verwöhnung, als eine Form der Vernachlässigung – zu viel vom Falschen und zu wenig vom Notwendigen. Kinder von narzisstischen Eltern können diesen nie genügen und entwickeln dadurch starke Selbstwertzweifel. Zum anderen sind diese Eltern ungute Modelle, wenn ihr Verhalten kopiert wird. Der Kern ist oft eine harte, lieblose Beziehung, die die Entwicklung echter Selbstliebe stört.

Verzeichnen wir – trotz unserer kompletten Durch-Psychologisierung der Gesellschaft – einen Anstieg an bindungstraumatisierten Individuen in der westlichen Welt?

Davon ist leider auszugehen. Leistungsstress und Erwartungsdruck führen zu vermehrten psychischen Problemen und Überforderungen. Für wichtige Aufgaben in der Familie bleibt immer weniger Zeit, viele Eltern sind überfordert.

Susan Forward schreibt in ihrem Buch »Vergiftete Kindheit. Elterliche Macht und ihre Folgen« bereits 1989: »Die meisten Menschen sind ein Leben lang mit einem Elternteil verstrickt.« Wie akut ist dieses Problem heute?

Der emotionale Missbrauch, der für die Entstehung von Bindungstraumata verantwortlich ist, findet heute in Familien leider millionenfach statt. Das ist eine schlimme Entwicklung, denn diese Tatsache ist mitverantwortlich für zunehmende Depressionen, Süchte und psychosomatische Störungen in der Gesellschaft. Daher wäre es auch so wichtig, den emotionalen Missbrauch zu verstehen und aufzuarbeiten.

Fangen wir gleich damit an! Welche Formen gibt es? Und wie kann man ihn erkennen?

Es werden vier Arten emotionalen Missbrauchs unterschieden. Die erste Form ist narzisstischer Missbrauch. Das ist, wenn Eltern ihr Kind »pushen« und versuchen, ihr eigenes Selbstwertgefühl damit aufzupolieren, dass ihr Kind etwas ganz Besonderes leistet. Sie stellen ihr Kind damit ins Schaufenster. Letztlich funktioniert das aber nicht, und der betroffene Elternteil merkt über kurz oder lang, dass das nicht reicht. Dem Kind wird also permanent etwas übergestülpt. Und natürlich kann ein Kind es nie schaffen, den Eltern ein besseres Selbstwertgefühl quasi zu »machen«. Da es sich aber dafür verantwortlich fühlt, entwickelt es Schuldgefühle. Diese sind eine große Bürde im späteren Leben.

Die zweite Form ist die Parentifizierung, wenn sich also zum Beispiel die Mutter, weil sie mit dem Vater nichts anfangen kann, unbewusst den Sohn zum Partnerersatz nimmt. Sie arbeitet ihre Liebesbedürfnisse an ihrem Sohn ab. Später neigt er dazu, Frauen abzuwerten. Gewalt an Frauen hat also möglicherweise genau an diesem Punkt ihren Ausgang – da, wo Kinder in die Partner-Ersatzrolle kommen. In diesen engen Bindungen werden Schuldgefühle produziert, nach dem Motto: »Du darfst mich nicht verlassen. Du musst immer für mich da sein. Ich habe doch alles für dich getan. Du bist undankbar.« Auch hier bleiben lebenslängliche Bindungen und Abhängigkeiten bestehen, sodass ein Mensch gar nicht frei wird für eine eigene Beziehung. Man ist wie blockiert.

Sie erwähnten in den ersten beiden Formen stets »lebenslange« Schuldgefühle – handelt es sich dabei um ein Charakteristikum des emotionalen Missbrauchs?

Das trifft sicherlich zu. Auch für die dritte Form ist das typisch. Sie lässt sich als »Terror des Leids« bezeichnen. Sándor Ferenczi hat das einmal sehr klar beschrieben. Ein Kind ist der Sündenbock und ist schuld, dass es der Familie schlecht geht. Es kommt in eine Art Aschenputtelrolle. Häufig ist das der Fall, wenn ein Kind zum Beispiel gar nicht gewollt wurde. Es gibt Vorwürfe wie: »Wegen dir habe ich meine berufliche Karriere geopfert. Du bist schuld, dass ich keinen Partner mehr bekommen habe.« Diese Kinder suchen sich mit traumwandlerischer Sicherheit – und nicht selten mit masochistischen Tendenzen – im späteren Leben Partner, die sie auch wieder quälen.

Die vierte Form ist die Misshandlung. Ein Kind kann unterscheiden, ob es einfach einen Klaps bekommt, weil es etwas angestellt hat, oder ob jemand seinen Frust an ihm abreagiert. Hier wird enorm viel Selbsthass produziert. So kann eine Wut entstehen, die ein Leben lang keine Erlösung findet und sich auch gegen die eigene Person richtet.

Sie schreiben, beim emotionalen Missbrauch kommt es auf das Maß der Bedürftigkeit der Eltern an. Dass Eltern an ihren Kindern hängen, ist normal und sicherlich nichts Ungewöhnliches. Wie kann man also feststellen, wann es zu viel ist?

Ich glaube, Menschen müssen diese Formen erst einmal verstehen. Dann kann man am ehesten erkennen, trifft dies bei mir zu oder nicht. Menschen, die narzisstischen Missbrauch erlebten, haben zum Beispiel immer das Gefühl, nie genügen zu können. Dieses innere Thema kann man an sich selbst erkennen. Dieser Mensch müsste ein unabhängiges Selbstwertgefühl entwickeln und lernen: Ich genüge immer, nicht nur, wenn ich das tue, was meine Eltern von mir erwartet haben.

Aber gibt es nicht gerade da ein besonders wirksames familiäres Tabu, sich diese Dinge anzusehen?

Ich erlebe durchaus, dass heutzutage immer mehr Menschen hinschauen: Was ist in meiner Erziehung genau passiert? Und immer mehr Menschen stellen familiäre Tabus infrage, und dass man an ihnen nicht kratzen darf. Menschen trauen sich zu zweifeln. Sie denken über ihre Eltern nach und versuchen sie zu verstehen.

Wie sieht es mit den Konsequenzen aus, die darauf folgen? Sie schreiben: »Die Wahrheit zu sehen und entsprechend zu handeln, würde den Verlust des Vaters bedeuten.« Ist die Überwindung eines emotionalen Missbrauchs also nur über Kontaktabbruch möglich? Diesen Schritt werden die wenigsten Menschen tun wollen …

In schweren Fällen empfiehlt es sich tatsächlich, den Kontakt einzustellen. Steht man zum Beispiel in einer Partnersituation mit dem eigenen Vater oder der eigenen Mutter, ist es möglicherweise ratsam, den Kontakt einzustellen. Es hört ansonsten nie auf, dass einem die Eltern Vorhaltungen und ein schlechtes Selbstwertgefühl machen. Ich denke da an Suchtkranke, die zu ihren Eltern zurückgehen und wieder rückfällig werden. Sie waren monatelang trocken, dann werden sie von den Eltern so niedergemacht, dass sie wieder zur Droge greifen. An vielen Stellen ist es gut, wenn Kinder sich auch wirklich distanzieren und sagen: »Das tue ich jetzt nicht aus Aggression gegen meine Eltern, sondern als Schutz für mich selbst.«

Stoßen Sie damit bei Ihren Klienten nicht auf Widerstand?

Man sagt ja nicht: »Du musst dich von deiner Mutter trennen.« Man begleitet den Patienten in einem Prozess, und dieser kommt dann irgendwann selbst an den Punkt, an dem er sagt: »Wahrscheinlich muss ich mich von meiner Mutter trennen.«

Wie sieht es eigentlich mit »Versöhnung« und »Vergebung« aus? Stimmen Sie Susan Forward zu, dass es auch so etwas wie eine »Vergebungsfalle« gibt?

Es kann belastend sein, den Eltern nicht zu verzeihen. Es ist aber ein Scheinausweg, sich wieder anzupassen und die Dinge ruhen zu lassen. Man darf nicht zu früh verzeihen. Der Konflikt will bewältigt werden. Erst wenn man sagen kann: Die Krise hat mich stärker, autonomer und reifer gemacht, kann man auch sagen: Die Schuld bleibt beim Täter, damit muss er selbst und allein klarkommen. Ich bin nur für mein Leben verantwortlich. Wer sich immerzu sagt: »Mein Vater hat mir das Leben versaut … «, braucht sich nicht selbst zu bemühen.

Womit wir wieder bei Populisten wären, die ja auch immer rasch einen Schuldigen für alles an der Hand haben …

Das stimmt. Wer den Schuldigen immer noch in der Tasche hat, hindert sich selbst daran, etwas Positives zu bewirken.

ALFRED PRITZ

Jeder Mensch hat seine eigene Ökobilanz

Alfred Pritz gründete weltweit die erste Universität für Psychotherapiewissenschaften. Als einer der Ersten seiner Berufsgruppe setzte sich der Psychoanalytiker mit der Zerstörung der Umwelt auseinander. Können Psychotherapeuten einen Beitrag zum Umwelt- und Klimaschutz leisten? Ein Gespräch über einen noch sehr »stillen« Berufsstand.

Die ökologische Frage wird zunehmend von Autoren aus dem Psy-Bereich und darüber hinaus thematisiert. Sie haben bereits Mitte der achtziger Jahre den Sammelband »Das schmutzige Paradies« herausgegeben. Das Buch wäre heute topaktuell. Welche Reaktionen gab es damals?

ALFRED PRITZ: Damals gab es nur eine einzige Reaktion von Stefan Rudas, dem Leiter des Psychosozialen Dienstes der Stadt Wien zu dieser Zeit, der mich fragte: »Und bist du jetzt ein Grüner?« Ich antwortete: »Das bin ich natürlich nicht.« Ich traue mich zu sagen, dass ich mit diesem Buch meiner Zeit voraus war. Heute würde man damit ins Fernsehen kommen.

Warum wollten Sie kein »Grüner« sein? Würden Sie heute auch noch so antworten?

Weil es mit einer politischen Punze versehen war. Als Psychotherapeut und Wissenschaftler braucht man aber den Weitblick über Grenzen hinaus.

Die Beziehung des Menschen zur Natur hat in der psychologischen Forschung lange keine Rolle gespielt. Die Wissenschaftsjournalistin Lucy F. Jones stellt daher in ihrem Buch »Die Wurzeln des Glücks« die These auf, dass die Menschheit das Thema Ökologie rückwirkend wie die Entdeckung der Sexualität durch Sigmund Freud einordnen wird. Nämlich als etwas, das über lange Zeit im Unbewussten schlummerte und dessen Bewusstwerdung im Nachhinein die Frage aufwerfen wird: Wie konnten wir das je nicht wissen, beziehungsweise wie konnten wir das je verdrängen? Was sagen Sie dazu?

Dieser Vergleich hinkt, denn die ökologische Frage war immer im Bereich des Bewussten. Ich würde sagen, sie ist den jeweiligen Industrien sogar sehr bewusst. Das Ganze war nur einfach als Thema lange Zeit nicht präsent. Seit der Industriellen Revolution leben die Menschen das Motto: »Lasst uns die Erde untertan machen.« Diese Tatsache wurde immer offen ausgesprochen und war nie tabuisiert. Lange Zeit fand niemand etwas dabei, zum Beispiel im Gebirge ein Kraftwerk zu bauen – denken wir an Kaprun. Das ist ein gutes Beispiel für diese Art des Denkens: Hier kann in einer ohnehin unproduktiven Gegend ein Kraftwerk gebaut werden, das das Energieproblem eines ganzen Landes löst. Über den Wert des unberührten Alpinen wurde schlichtweg nicht nachgedacht.

Heute wird sehr wohl darüber nachgedacht. Welchen Beitrag könnte die Psychoanalyse zu Klima- und Umweltschutz liefern?

Die Psychoanalyse blickt genau auf den Menschen. Das Verstehen der Bedürfnisse der anderen hilft uns, ein Miteinander zu entwickeln, in dem wir genauer auf uns, unsere Mitmenschen und die Umwelt achten. Die Verwüstung und Vergiftung der Natur wird durch ständige Manipulationstechniken verschleiert – das wäre ein Ansatzpunkt für die Psychoanalyse. Es gibt viele Beispiele dafür, wie einzelne Industriezweige versuchen, die Umweltschäden kleinzureden. Nehmen wir die Atomkraftler, die allen Ernstes bis heute immer noch darauf pochen, grüne Energie zu produzieren, sprich CO_2-freien Strom. Dabei wird die gesamte Frage des Atomabfalls, die ja letztlich nach wie vor ungelöst ist, ausgeklammert. Dieser landet teilweise im Meer und vergiftet dort alles.

Haben hier eigentlich auch die Psychotherapeuten eine politische Verantwortung, ist die Berufsgruppe zu still?

Die ist sowieso zu still. *(lacht)* Aber nicht nur in Bezug auf die Ökologie, sondern insgesamt. Diese Berufsgruppe erfährt Dinge, die teilweise unwahrscheinlich sind. Vieles davon wird nicht sichtbar. Die Psychotherapeuten sind zur Verschwiegenheit verpflichtet, ähnlich dem Beichtgeheimnis in der katholischen Kirche. Als solche sind sie vertraut mit den dunklen Mächten, die in jedem von uns schlummern und die uns manchmal zu bösen Taten hinreißen. In der Psychotherapie können diese an die Oberfläche aufsteigen. Das geht aber nur in einer vollkommen vertrauenerzeugenden Atmosphäre, in der die Verschwiegenheit dazugehört.

Hätten Sie dennoch eine konkrete Forderung an Ihren Berufsstand?

Höchstens an mich selber. Dass man die Stimme erhebt, etwa während der Corona-Krise. In diesem Fall war ich aber selbst zu unsicher. Es ist einfach extrem schwer einzuschätzen, welche Maßnahmen wirklich notwendig sind. Da kann man sich auch leicht verirren. Insofern habe ich mich zurückgehalten.

Hat die ökologische Frage denn Platz in der Therapiestunde?

In der Therapie hat das Platz, was der Klient bringt. Wenn er nichts bringt, kann man auch nicht sagen: »Hallo, Sie vergessen hier ein Thema.« Außer es ist so offensichtlich, wie wenn ein Stahl- oder Aluminiumproduzent in Therapie geht und nie über die Energiefrage spricht.

Wie wird das Thema Ökologie an der Sigmund Freud Universität eingebunden?

Ökologische Aspekte werden in verschiedenen Bereichen initiiert und erfahrbar gemacht. Die Gebäude am Freudplatz 1 und 3 sind Niedrigenergiehäuser; es sind Möglichkeiten vorhanden, E-Cars aufzuladen. Selbstverständlich setzen wir auch auf ein ökologisch optimiertes Facility Management. Neben sorgfältiger Mülltrennung wird die Nutzung von Einweggeschirr vermieden. Außerdem bemüht sich Erich Eder, Assistenzprofessor für Biologie an der SFU Wien, um einen neuen Lebensraum für Bienen. Auf dem Dach des Gebäudes der Medizinischen Fakultät findet man seit zwei Jahren einen Arzneimittelgarten und Bienenstöcke. Der Honig aus unseren Bienenstöcken hat eine hervorragende Qualität. Vor Kurzem startete auch eine interne Initiative, »Save the Forest«.

Wie sieht es mit der Forschung zum Themenkomplex »Psychotherapie und Natur« aus?

Allein im letzten Jahr sind zwei Bücher publiziert worden, die sich mit Angstphänomenen Bezug nehmend auf eine potenzielle ökologische Katastrophe befassen. Die Autoren sprechen von einer sogenannten »Eco-Anxiety«. Es handelt sich dabei um keine gesonderte Diagnose, sondern um Befindlichkeiten, mit denen Menschen in Therapie kommen, für die die ökologische Problematik eine Rolle spielt.

Fassen wir den Rahmen noch etwas weiter: Sie haben bereits 1986 geschrieben, dass den Menschen seit Hiroshima das Urvertrauen in die Weiterexistenz der eigenen Spezies verloren gegangen ist. Was bedeutet das für das Individuum in seiner Gefühlswelt?

Dieser Vertrauensverlust ist etwas sehr Großes. Dadurch, dass die Umweltzerstörung so langsam passiert – die Vergiftung der Meere etwa ist für Menschen kaum wahrnehmbar –, bleibt diese Tatsache jedoch nach wie vor im Hintergrund. Denken wir an die Inselbewohner von Vanuatu: Selbst die Menschen dort, die unmittelbar betroffen sind, da der Meeresstand kontinuierlich steigt und somit ihre Heimat bedroht, merken nicht mehr, als dass das Meer alle paar Jahre Jahr um zwei Zentimeter höher schwappt. Das Gefühl der Veränderung ist noch sehr diffus.

Nicht nur die ökologischen Veränderungen sind langsam wahrnehmbar, es scheint so, als wäre der Mensch auch fast unfähig – trotz besseren Wissens – von gewissen Technologien abzulassen. Nehmen wir das Auto mit Verbrennungsmotor. Warum tun wir uns so schwer, darauf zu verzichten, selbst dann, wenn es gute Alternativen des öffentlichen Verkehrs gibt?

Zu verstehen, dass das menschliche Bewegungsbedürfnis sehr stark ist, ist elementar. Dem kommen Sie mit einem asketischen Nicht-Autofahren nicht bei. Daher ist es ein Riesenfort-schritt, dass wir die Dualität Autofahren versus Nicht-Auto-fahren zugunsten der Variante ökologisches Autofahren mit E-Autos überwunden haben. Das Bedürfnis nach Mobilität ist in den Elektroautos enthalten. Die Durchsetzung dieser Technologie ist freilich viel langsamer, als es wünschenswert wäre. Für die Masse ist das einfach noch zu teuer. Aber warum die Taxis und öffentlichen Autos nicht schon alle auf Elektro umgestellt sind, verstehe ich nicht. Überall dort, wo die Poli-tik eingreifen könnte, hätte sie das längst tun sollen. Ich gehe regelmäßig joggen am Donaukanal und manchmal biege ich ab in den Prater, weil mich die Autogeräusche stören. Da-bei denke ich mir immer wieder, wann es wohl so weit sein wird, dass es nur mehr E-Autos gibt. Mittlerweile glaube ich nicht mehr, dass ich das noch erleben werde. Sie aber vielleicht schon. *(lacht)*

Der Psychoanalytiker Christian Schwarz schrieb in seiner Ana-lyse der ökologischen Bewegung 1986, dass sie dann Erfolg ha-ben könne, wenn sie das Asketische ablegen würde. Auf den Verkehr bezogen heißt es da: »Der umweltfreundliche Verkehr wird so lange eine Vernunftidee bleiben, bis es ihm gelingt, die triebdynamischen Reizqualitäten des Automobils mit in die Alternativen hinüberzunehmen.« Hat die Ökologiebewegung mittlerweile erkannt, dass sie auch sexy sein muss, um etwas durchzubringen?

Das Asketische der grünen Bewegung ist tatsächlich längst passé. Grün ist heute der Mainstream geworden. Schauen Sie sich um, vielleicht haben wir bald eine grüne Regierung in Deutschland.

Christian Schwarz analysiert in seinem Aufsatz auch Faktoren, die zur Entwicklung einer »ökologischen Persönlichkeit« führen. Wie sehen Sie das – was macht aus einem Menschen einen Umweltschützer?

Jeder Mensch hat seine eigene Ökobilanz, die mehr oder weniger davon bestimmt ist, wie er in seiner Kindheit und Jugend leben gelernt hat. Das Umweltgewissen bildet sich in der Pubertät aus, wenn man in der Lage ist, die Welt, wie wir sie uns gebaut haben, kritisch einzuschätzen. Greta Thunberg ist ein Paradebeispiel dafür. Sie ist geradezu ein Testimonial für dieses Alter und sein typisches ökologisches Bewusstsein. Deshalb kommt auch der Schule eine so große Bedeutung zu. Man muss überlegen, ob man – wie noch zu meiner Zeit – unterrichtet, wo es auf der Erde Ölquellen gibt, oder ob man den Kindern einen ökologischen Kreislauf zeigt.

Wie müsste gelungener »Öko-Unterricht« aussehen? Abschreckung alleine wird kaum Motivation hervorrufen. Joachim Bauer schreibt: »Was die menschliche Motivation in Gang bringt, sind positive Gefühle.« Wie kann das konkret gelingen?

Es braucht die Mischung aus beidem. Man ist ja gegen die Plastikberge. Aber man braucht sicherlich auch eine positive Motivation. Was den Erhalt der Natur betrifft, denke ich, dass wir darauf zusteuern, in Zukunft nur noch Rekreationsinseln und Reservate zu haben. Der Rest der Welt wird zerstört und versaut sein. Ich war unlängst in Zentralchina – und dort leben die Menschen alle in Smogstädten. Ich hoffe, das ist nicht auch unsere Zukunft.

Was meinen Sie damit genau?

Ich denke an die Nationalparks, die ja teilweise recht groß sind, bei uns etwa die Hohen Tauern. Der kaputte Rest wird nur noch verwaltet werden, wenn es nicht zu einem radikalen Umdenken kommt.

Geht die Entfremdung von der Natur mit einer Entfremdung von eigenen Bedürfnissen einher, wie auch zuletzt Joachim Bauer in seinem Buch »Fühlen, was die Welt fühlt« schreibt?

Das ist eine kühne Hypothese. Erleben Sie sich selbst so?

Ich kann mir durchaus vorstellen, dass man sich als Mensch, der in der Stadt lebt, die an sich ein höheres Tempo vorgibt, mehr von seinen eigenen Gefühlen entfernt und dadurch auch weniger leicht Zugang zur Natur findet.

Sind Sie in der Stadt aufgewachsen?

Ich bin am Stadtrand von Linz aufgewachsen, habe aber gleichzeitig auch das Leben auf dem Land kennengelernt. Bevor wir weiter über mich sprechen – wie erleben Sie die Sache?

Mir geht's nicht so. Ich komme vom Land. Ich bin ja ein Bauernkind aus dem Lungau.

Dann kommen Sie ja aus der allerschönsten Natur …

Ja, die Natur ist dort sehr schön. *(schmunzelt)* Ansonsten … Aber die Natur ist in Wien auch schön. Ich gehe immer zu Fuß durch den Prater an die Uni. Gerade heute, als ich im Regen hierherspaziert bin, als alles so herrlich gedampft hat, habe ich mir gedacht: Bin ich froh, dass ich hier lebe, weil es so viel

Natur gibt. Und das Kultivierte der Innenstadt ist auch etwas
Schönes. Ich finde, als moderner Mensch braucht man beides.

Und im Lungau gibt es zu wenig Kultiviertes?

Als ich Kind und Jugendlicher war, gab es sehr wenig von
moderner Kultur im Lungau. Das hat sich in den letzten Jahrzehnten aber dramatisch zum Positiven gewendet.

*Sie haben den Lungau offensichtlich in Ihrer Kindheit nicht posi-
tiv erlebt. Waren Sie mit Engstirnigkeit konfrontiert?*

Es war total engstirnig. Ich komme aber auch aus einem sehr
kleinen Dorf. Wenn ich eine Anekdote erzählen darf: Meine
Mutter war ganz stolz, als ich zum Psychologen promovierte.
Die Nachbarn haben sie daraufhin gefragt: »Psychologe, ist
das der Tierarzt?«

*Wie ist es Ihnen gelungen, aus dieser engen Welt herauszukom-
men?*

Das war bereits im Gymnasium der Fall. Ich bin ins einzige
Gymnasium des Lungau nach Tamsweg gependelt. Bauern-
und Arbeiterkinder gab es dort ganz wenige, aber einige pro-
gressive Lehrer.

*Wie haben Sie diesen Sprung geschafft? Hatten Sie einen Unter-
stützer oder waren Sie intellektuell bereits früh sehr begabt?*

Ich hatte eine Begabung in bestimmten Bereichen. Die Naturwissenschaften waren nicht meines, eher die Gesellschafts-
wissenschaften. Ich wollte daher zuerst auch Journalist oder

Künstler werden. Da ich im Sommer nach der Matura »Summerhill« las, entwickelte ich jedoch den Wunsch, »antiautoritärer Lehrer« zu werden. (Summerhill wurde 1921 von A. S. Neil als reformpädagogische Schule in Suffolk/England gegründet, Anm.) Dafür brauche ich auf jeden Fall Psychologie, dachte ich und inskribierte das Fach neben dem Militärdienst. Eine Lehrveranstaltung beschäftigte sich mit Psychotherapie. Das hat mich so sehr in den Bann gezogen, dass ich – eigentlich viel zu schnell – studiert habe. So bin ich zu meinem Beruf gekommen.

Sie sagten, Sie hätten Ihr Studium zu rasch durchgezogen. Was würden Sie Ihren Studenten an den SFU als Rektor daher heute raten?

Man muss seinen eigenen Rhythmus finden, im Leben wie im Studium. Und man muss bereit sein für die etwaige Veränderung dieses Rhythmus. Daher sind Selbstreflexionsseminare in allen vier Fakultäten an unserer Universität Pflichtveranstaltungen.

INGRID RIEDEL

Das Robbensterben
hat mich aufgeweckt

Die Jungianische Psychotherapeutin Ingrid Riedel ist als Mitbegründerin der Mal- und Gestalttherapie bekannt. Seit einigen Jahren brennen ihr ökologische Fragen unter den Nägeln. Im Gespräch erzählt die gebürtige Bayerin über apokalyptische Träume angesichts der Klimakrise, ihre eigene Liebe zu allem »Gewachsenen« und das Wunder, das die Erde heute braucht.

Die Klimakrise und die damit verbundene Zerstörung der Umwelt sind dermaßen allgegenwärtig und bedrohlich, dass einzelne Menschen bereits mit einer Art »Eco-Anxiety« reagieren. Das heißt, sie empfinden Angst vor der Zukunft, gepaart mit dem Gefühl der Ohnmacht. Als Jungianerin arbeiten Sie viel mit Träumen. Sehen Sie diese Entwicklung auch in den Träumen Ihrer Klienten? Gibt es also zum Beispiel vermehrt apokalyptische Träume bei den Menschen, die Ihre Unterstützung suchen?

INGRID RIEDEL: Diese Art von Träumen gibt es; und die Angst ist darin eindeutig erkennbar. Allerdings tauchen gerade bei sehr tiefen Träumen immer wieder überraschende Lösungen und die Möglichkeit einer Rettung auf. Der erste Traum, der mich von Patientenseite auf die Umweltkrise aufmerksam machte, war folgender: Der Küstenbewohnerin einer Nordseeinsel erschien im Traum die »wilde Anna«, die sich auch als solche vorstellte. Sie war eine imposante Gestalt, die aus dem

Meer bis in den Himmel hinauf aufragte. Im Traum bedrohte sie mit ungeheuren Sturmfluten die Küste, vor allem die großen Städte, wie etwa Hamburg. Die Menschen dort begannen in Panik in Richtung Inland zu fliehen. Auf einem etwas ruhigeren Feld fanden sie sich nach einiger Ratlosigkeit zu einer Menschenkette zusammen. Diese wurde zu einer Prozession. Die Träumende schaute genau hin und sah, dass die Prozession auch einen Mittelpunkt hatte; das war eine Schale mit Wein. In dem Moment hatte sie plötzlich das Gefühl, als käme die Ehrfurcht der Menschen vor der Natur wieder auf. Das brachte die »wilde Anna« zum Innehalten, und sie glitt besänftigt ins Meer zurück. Träume wie dieser spielen die Gefahr nicht herunter, gleichzeitig taucht aber eine Ahnung wie aus einer tieferen Ebene auf.

Das lässt bei mir einen Satz anklingen, den Sie vor einiger Zeit geschrieben haben: »Nur eine neue religiöse Verankerung der Natur und des Kosmos in unserem Gewissen und in unserem Herzen vermag der globalen Zerstörung noch etwas Wirksames entgegenzusetzen.« Sehen wir in diesem Traum also auf Symbolebene, dass die ökologische Frage auch eine spirituelle ist?

Der religiöse Klang in diesem Traum ist die Wiederentdeckung der Ehrfurcht vor der Natur. Das ist aber nicht konfessionell gemeint. Auch die träumende Frau war in dieser Hinsicht nicht gebunden. Es handelte sich um eine Mittvierzigerin, Mutter eines Sohnes, die als Einwohnerin einer Nordseeinsel schon längere Zeit beobachtete, wie man begonnen hatte, das Meer an vielen Stellen auszubeuten, nach Bodenschätzen zu bohren und womöglich Öl auszulösen. Sie hatte als Küstenbewohnerin besonderen Respekt und eine eigene Liebe zur Natur. Das war übrigens der erste derartige Traum von einer ganzen Folge bei vielen meiner Klienten. Charakteristisch daran ist ein Stoppen der zerstörerischen Vorgänge in dem Moment, in dem die Menschen zu einer Achtung vor der Natur zurückfinden. Das passiert zunächst einmal wie von selbst. Es gibt aber auch Träume, in denen die Menschen aktiv werden. Oft wird mir das Bild von Menschenketten erzählt, die gebildet werden, um gewisse Anliegen durchzusetzen.

Ist diese Ehrfurcht auch ein Stück weit gekoppelt an ein Mitfühlen mit der Natur? Sie schreiben immer wieder, dass Mitleiden der erste Schritt sei, um überhaupt in ein aktives Handeln kommen zu können. Auch die US-amerikanische Tiefenökologin Joanna Macy schreibt in ihrem Buch »Hoffnung durch Handeln«, die Menschen müssten zuerst den Schmerz und die Trauer über die Schädigung der Natur annehmen, um Veränderung herbeiführen zu können.

Es gibt Perspektiven aus dem Unbewussten und Energien, die die Menschen aufwecken. Das Gefühl von Trauer über etwas, das verloren zu gehen droht, gehört sicherlich dazu. Hierzu fällt mir ebenso ein Traum ein. Eine Frau sah sich im Traum an einer Küste stehen, als eine Robbe angespült wurde, die an einer Verletzung litt, die sie sich durch ein technisches Gerät im Meer zugezogen hatte. Die Robbe starb daraufhin in den Armen der Frau, was bei dieser große Trauer auslöste. Hier brachte der Traum keine Lösung, aber er weckte ein großes Mitgefühl in der Träumerin. Gerade über die Tiere und ihr Leiden sind viele Menschen berührbar. Auch bei mir selbst war es nicht anders.

Inwiefern?

Hinter dem Traum mit der Robbe stehen auch konkrete reale Ereignisse. Die Robbe ist an der Ostsee sehr beliebt. Wie viele andere Menschen schreckte es mich auf, als sich die Population zu Beginn der achtziger Jahre stark zu reduzieren begann. Das war wie ein Signal in Deutschland; viele Menschen spürten erstmals: Hier droht etwas zu kippen. Auch mich selbst hat das damals aufgeweckt, und ich bin auf dieser Spur geblieben. Ich bin zwar keine Küstenbewohnerin, aber eine Freundin des Meeres – und an dieser Stelle hat mich das Bewusstsein der Umweltzerstörung zuerst getroffen. Im Laufe der Zeit kamen viele weitere dazu. Die Anzeichen des Waldsterbens zum Beispiel, die gerade im Schwarzwald deutlich zu beobachten waren.

In den achtziger Jahren wurde man auch auf das Schildkröten-sterben aufmerksam. In einer Ihrer Publikationen, »Ikonen der Erde. Von der heilenden Kraft des Gestaltens«, haben Sie den Bilderzyklus der Therapeutin und Künstlerin Elisabeth Weth beschrieben, der als zentrales Element den Traum über eine Schildkröte enthält, der ein neuer Panzer wächst. Sie deuten auch dieses Motiv kollektiv …

Es handelte sich um den Traum über eine Schildkröte, deren Panzer eigentlich kaputt ist. Normalerweise bedeutet das für eine Schildkröte den Tod, denn ihr Panzer kann nicht nachwachsen. Dieser Schildkröte begann aber ein neuer Panzer zu wachsen, und sie wurde wieder lebendig. Es handelt sich also um eine echte biologische Mutation. So ein kleines Wunder kommt in der Natur selten, aber doch vor, wenn es um das Überleben einer Art geht. Schildkröten gehören zu den ältesten Lebewesen, an denen auch eine große mythologische Tradition hängt. Es gibt etwa den Mythos, dass die Erde auf einer Schildkröte entstanden sei. Das Wiederauferstehen dieses mythischen

Tieres ist also ein Bild, das die selbstheilenden Kräfte in der Natur anspricht. Auch die Naturwissenschaften betrachten die Erde heute mittlerweile als ein einheitliches Wesen, wo alles miteinander in Verbindung steht. Man könnte diesen Traum von Elisabeth Weth so lesen, dass die Erde möglicherweise selbst nochmals einen Ruck zum Überleben tut – hoffentlich mit Beistand der Menschen.

Ich nehme an, Sie sprechen hier die Gaia-Hypothese von James Lovelock an, die besagt, dass die Erde ein selbstregulativer Organismus ist. Sehen Sie Corona in diesem Zusammenhang eigentlich als einen Versuch der Selbstregulation der Erde? Ist Corona ein Startschuss, aber wir wachen nicht auf?

Ich kann nicht beurteilen, ob die Erde das absichtlich getan hat. *(lacht)* Es ist passiert, und wir können es auch in diesen Zusammenhang bringen. Es ist aber wohl ein Zeichen dafür, dass dann Pandemien jeder möglichen Art ausbrechen, die uns in die Schranken weisen, wenn auf der Erde bestimmte Dinge allzu sehr mangeln, weil sie von uns Menschen vernachlässigt oder sogar ausgebeutet wurden. Das eine haben wir durch Corona gemerkt: Die Natur ist immer noch eine Meisterin! Auch im Beschädigen der Menschen ist sie uns überlegen.

Dazu fällt mir eine Aussage der polnischen Literaturnobelpreisträgerin Olga Tokarczuk ein, die in einem Interview in der »Wiener Zeitung« sagt: »Wir haben uns dermaßen von der Natur entfremdet, dass die Natur das Vertrauen in uns verloren hat. In unserem Größenwahn denken wir, wir vernichten die Erde, dabei werden eigentlich wir von den viel größeren Mächten der Natur zerstört.« Sehen Sie das genauso?

Ich kenne diese Schriftstellerin, und ich gebe ihr recht.

Kommen wir nochmals zurück zur Frage des »Mitleidens«. Dieses kann im Rahmen einer Psychotherapie, in der man sich der Innerlichkeit zuwendet, gefördert werden. Psychotherapie ist allerdings nach wie vor eine Art »Elitenprogramm«, das man sich einerseits zeitlich und ökonomisch leisten muss. Andererseits bringen viele Menschen gar nicht die Voraussetzungen mit, sich Fantasien über ihr eigenes Leben machen zu können. Die Frage ist daher: Wie kommen diese Menschen zu diesem »Mitleiden«?

Es ist oft einfach die Notsituation, die Menschen, die hierfür keine besonderen Voraussetzungen haben, dazu bringt, um Rat zu fragen. Dann müssen wir bereit sein, nicht nur in den individuellen Problemen zu wühlen, sondern auch zu sagen: Es fehlt uns an einer Art von Zusammenhalt, der uns wieder Mut gibt. Ich möchte solche Menschen auch anleiten, sich Gruppen zu suchen, die gemeinsam etwas unternehmen, und nicht der Resignation zu verfallen. Es gibt in jeder Stadt schon ökologisch engagierte Gruppen, denen man sich anschließen kann. Ich habe persönlich eine große Sympathie für die ganze grüne Bewegung und auch für die Jugendbewegung um Greta Thunberg.

Das heißt, Sie stiften Menschen in Ihrem Umfeld und Ihre Klienten dazu an, sich zu engagieren?

Nicht direkt, ich mache ja keine Parteipolitik. *(lacht)* Aber ich bringe die Menschen darauf, dass es sinnvoll ist, Mitbetroffene zu suchen, wenn man an etwas leidet. Gemeinsam mit diesen Leidensgenossen kann man dann über das Leiden hinausgehen, indem man handelt, etwas dagegen tut.

Hier sind Sie offensichtlich auch recht »adlerianisch« unterwegs.
Für Alfred Adler war der Gemeinschaftssinn der Menschen etwas
ganz Zentrales.

Ja, das ist er auch für mich. Ich finde, in dieser Hinsicht hat
uns auch Corona zwei Dinge gezeigt. Zum ersten, dass es
in der Gemeinschaft wichtig ist, einen Sinn für die richtige
Distanz zu wahren. Nicht nur aufgrund der Gefahr der Ansteckung, sondern auch in der Gefahr, sonst nicht mehr man
selbst zu sein und einfach mitzulaufen. Neben dem Finden des
richtigen Abstands geht es aber auch darum zu merken, wie
gut wir einander Nähe geben können und dass wir einander
unentbehrlich sind. Die psychisch Leidenden sind in dieser
Zeit fast alle vereinsamt.

Ist die Corona-Krise ein Aufruf, innezuhalten?

Dazu möchte ich als Antwort den Traum eines Psychothera-
peuten-Kollegen aus der Corona-Krise erzählen. Er stand im
Traum am Rande eines Platzes in einer Stadt, auf dem sich
ein chaotischer Haufen von Corona-Leugnern tummelte. Der
Träumende sah dies mit einigem Erschrecken und Unbehagen. Plötzlich hörte er innerlich eine Traumstimme; solche
Stimmen sind unüberhörbar, wenn sie kommen. Diese forderte ihn auf, zu diesen Menschen zu sprechen, sich ihnen
zuzuwenden. Der Mann erschrak furchtbar und spürte zuerst
große Angst, sich in Anbetracht der aufgewühlten Masse zu
äußern. Er hatte zuerst auch keine Idee, was er sagen könne.
Aber die Traumstimme ließ nicht locker. Schließlich kam ihm
eine Idee. Er rief den Leuten zu: »Darf ich euch einmal zu
einer sportlichen Entspannung einladen, ehe ihr jetzt etwas
unternehmt?« Die Leute reagierten mit Lachen und zeigten

sich tatsächlich neugierig. Der Therapeut wusste, dass er nun etwas ganz Unideologisches bringen musste, und er begann mit einer Entspannungs- und Atemübung. Er rief also die Menschen auf, einmal ganz tief Luft zu holen, dabei vielleicht die Arme zu heben und dann die Luft wieder loszulassen und ganz tief auszuatmen, bis sie ihre Füße wieder spürten, und merkten, wo sie eigentlich auf dem Platz standen. Das Ganze wiederholte er mehrmals. Und siehe da, die Menschen wurden ruhig. Ein jeder von ihnen schien wieder zu merken, wo er stand, und der Träumende wachte auf. Ich meine, der Kollege hat da im Traum wirklich etwas sehr Sinnvolles gemacht. Das entspricht ganz meiner Vorstellung, wie wir Psychologen auf die Menschen einwirken sollten: Wir können immer wieder für Orientierung und Ruhe sorgen. Wir können die Menschen anleiten, sich abzugrenzen vom einfachen Mitlaufen, auf die eigenen Füße zu kommen und sich dann für ein gemeinsames positives Ziel zusammenzuschließen. Denn jeder Mensch sollte lernen, wie er zu sich selbst kommen kann. Gleichzeitig ist es wichtig zu wissen, warum und wofür.

Ich sehe in diesem Traum und der Anleitung zu einer Art »Achtsamkeitsmeditation« eine starke Parallele zum Buddhismus, wo Gemütsruhe eine große Rolle spielt. Sollten wir das in der westlichen Welt vielleicht viel mehr beherzigen?

Aber ja, und vor allem auch die Verbindung zu Natur und Kosmos könnten wir Westeuropäer vom Buddhismus lernen. Auch dann, wenn wir nicht gleich voll überlaufen wollen und Buddhisten werden. Und natürlich können wir viele Entspannungs- und Achtsamkeitsmethoden übernehmen, wobei es mittlerweile auch im Westen gute Ansätze gibt. Sie lassen ja wirklich kein Thema aus … *(lacht)*

Kommen wir noch einmal zurück zu den Corona-Leugnern. Es ist hier sicherlich eine Ähnlichkeit zu den Klimawandel-Leugnern festzustellen. Beide Gruppen versuchen eine gewisse Realität zu verleugnen. Psychotherapeuten sehen in diesen Gruppen Menschen, die eigentlich auch große Ängste haben, diese jedoch komplett verdrängen. Ein Klimawandel-Leugner wäre also wie der Gegenpol zu einem Menschen mit »Eco-Anxiety«. Wie kann man diese Menschen erreichen?

Zuerst muss man sehen, dass die Angst durchaus wertvoll ist, da sie uns aufschreckt. Insofern muss man auch wirklich immer wieder auf die Gefahren hinweisen. Das darf aber nicht so passieren, dass es für den Einzelnen zu viel wird. Überforderung führt dazu, dass Menschen das Problem verleugnen müssen. Im Grunde genommen müsste man diese Menschen wieder an ihre bestehende Liebe zur Natur erinnern. Das kann ein Wald oder ein See sein, der viel Freude gemacht hat, der aber Schutz braucht. Die Menschen sind immer mit den Dingen erreichbar, die in ihrer Nähe sind und die sie lieb gewonnen haben. Und meistens sind diese Bereiche in ihrer Nähe auch noch zu retten.

Was meinen Sie damit konkret?

Mir fällt dazu die Entwicklung am Bodensee in den letzten Jahren ein. Als ich mich Anfang der achtziger Jahre in Konstanz ansiedelte, war der See dermaßen verschmutzt, dass er biologisch gefährdet war. Doch siehe da, auf einmal taten sich Österreich, die Schweiz und Deutschland zusammen und sperrten über den Sommer die Badestrände, um den See grundlegend zu reinigen. Heute haben wir einen so reinen See, dass er Großstädte mit Trinkwasser versorgt und sogar einige Fischarten aussterben, weil das Wasser zu sauber ist. Das konnte nur durch diese besondere Verbindung von drei Nachbarländern gelingen, die in diesem Moment fest zusammenstanden und Opfer brachten. Das wiederum passierte, weil die Menschen, die um den See leben, diesen wirklich lieben. Meine These ist also: Menschen kämpfen um etwas, das sie kennen, das sie lieben und das überschaubar ist. Genauso wie die Menschen an der Ostsee mit ihren Menschenketten die Robben retteten.

Mich erinnert das an ein aktuelles Buch von Florian Illies »Liebe in Zeiten des Hasses«. Geht es darum, wieder mehr Gefühle der Liebe zu entdecken?

Ganz genau. Die Menschen müssen wieder etwas lieben lernen – an der Landschaft, an den Tieren, an den Bäumen, am Getreide, an den Seen, an den Bergen. Man muss mit den Menschen hinausgehen und etwas erleben, damit sie sagen: Das muss man aber erhalten, dafür stehen wir ein, dafür tun wir etwas. Hier würde ich auch schon bei Kindern und Jugendlichen ansetzen, dass man Freude und Freunde in der Natur gewinnt. Dann ist es einem nicht egal, was mit der Natur geschieht. Wir leben voneinander und miteinander. Die besonnenen Menschen unter uns spüren das heute besonders stark, und sie rücken auch wieder mehr zusammen.

Besonnen ist ein schönes Wort, das man nicht oft hört …

… ja, ein bisschen altmodisch, aber genau zutreffend, denn diese Menschen sinnen nach, denken nach – und zwar auch mit allen Sinnen.

Ist es dieses »Zusammenrücken«, das Sie auch meinen, wenn Sie vom »Archetyp des Friedens« sprechen? Aspekte der Vernetzung scheinen hier zentral zu sein.

Eine Vernetzung entsteht eben dann, wenn Menschen an dem Ort, an dem sie leben, mit den nächsten Nachbarn, mit den Mitbewohnern, den Mitbürgern ihres Ortes – und eben auch mit der Gegend, der Natur und der Landschaft an diesem Ort – verbunden sind. Es ist ein Wir-Gefühl, das aufwacht und aufsteht, wenn in diesem Umfeld etwas bedroht ist. Dann treten die Nachbarn, die Mitbürger zusammen, um den Ort und sein Umfeld, das sie lieb gewonnen haben, zu schützen, zu verteidigen. Denn da wird es konkret. Es käme heute eben darauf an, dass wir Menschen darüber hinaus ein Heimat- oder Nachbarschaftsgefühl mit allem Lebenden auf unserer Erde aufbauen. Die Heimatliebe müsste die ganze Erde umfassen.

Sie sprechen von der Verwurzelung der Menschen. Nun hat Mobilität aber mittlerweile einen viel höheren Stellenwert in der westlichen Welt als Sesshaftigkeit. Menschen verlassen ihre Heimat und ihre Familie für den Beruf; Zugehörigkeit scheint zweitrangig geworden zu sein. In seinem Buch »The Globalisation of Addiction« bezeichnet etwa der kanadische Psychologe Bruce Alexander »Entwurzelung« als den Hauptgrund für Suchtphänomene jeglicher Art. Ist der Verlust an psychosozialer Integration auch ein Aspekt, den man berücksichtigen sollte?

Fehlende Verwurzelung und Beheimatung kann gewiss ein Grund für die Entwicklung von Süchten sein. Jede Sucht ist eine Fluchtmöglichkeit vor der Angst, aber leider auch vor dem Wandel. Es ist eine Flucht vor der Verantwortung, eine neue Verwurzelung zu finden. Durch hohe Dosen an Suchtmitteln versetzt man sich stattdessen in eine Fantasiewelt, in der man die Probleme der wirklichen Welt überspringen kann. Viele Menschen, die die gleiche Droge nehmen, finden sich zu Zirkeln zusammen. Das bedeutet also einerseits Auswanderung aus der realen Welt, andererseits Kontakt und das schöne Gefühl: Es gibt doch noch etwas, das uns zusammenschließt. Ich halte das in der Tat auch für eine Gefahr, dass man in eine andere Welt, eine scheinbar innere Welt auswandert; in Wahrheit handelt es sich aber um eine chemisch verbogene Welt. Damit wird man den Zustand der wirklichen Welt und die eigene Entwurzelung nicht verändern können.

Kommen wir zum Schluss noch zu Ihnen persönlich. Haben Sie Träume zum Zustand der Welt?

Mir hat der Traum des Kollegen, der Corona-Leugner zur Entspannung anleitet, so gut gefallen, dass ich ihn fast gern selbst geträumt hätte. *(lacht)* Ich finde es wunderbar, wie er diesen aufgeregten Menschen eine Anleitung gegeben hat, wie sie wieder zu sich selbst kommen können. Vor allem die Teilhabe am Atem, die darin auftaucht, halte ich für etwas ganz Elementares. Da geht es um die Luft, von der wir genug haben müssen und die wir nicht verseuchen dürfen, sonst sind wir die Ersten, die nicht mehr leben. Dieser Atem geht von den Bäumen und allen Pflanzen aus.

Im Gespräch wird Ihre besondere Naturverbundenheit spürbar ...

Ich bin in der Tat noch stärker als je in meinem Leben zuvor in Verbindung mit der Natur, wenn ich – oft nachdenklich – hinausgehe. Ich suche die Verbindung zu den lebenden Wesen. Aber auch mit Salat, mit Gemüse, mit den Beeren – wir sind ja ständig dran an der Natur, nicht nur im Wald! Mir liegt an der Erde als dem großen Ganzen. Ich sehe sie als ein Wesen, das mich enthält. Und ich möchte mich so verhalten, dass ich ein sinnvolles Glied des Ganzen bin. Es gab Phasen, da habe ich mich auch intensiv auf Meditation eingelassen, gerade auf Mediation der Natur, heute mache ich das eher spontan.

Wie sind Sie zu diesem feinfühligen Zugang zur Natur gekommen?

Das verdanke ich schon meinen Eltern. Wir sind als ganze Familie gerne gewandert und Ski gelaufen. Alles zu Fuß in einer Mittelgebirgslandschaft; es gab ja noch keine Lifte. Es war sehr schön, das alles noch in einer gewissen Langsamkeit zu erleben, auch die unterschiedlichen Wetterlagen. Ich habe zum Beispiel den Nebel geliebt. Dann habe ich im Main schwimmen gelernt und erlebt, wie ein Fluss einen trägt, aber auch wegtragen kann. Und dass man sich nach der Kraft des Flusses richten muss, sonst geht man unter. Und so weiter. Ich hatte also nicht ein Erleuchtungserlebnis, sondern wurde von meinen Eltern ganz selbstverständlich an das Ganze herangeführt. Und trotz viel Arbeit im Leben ist es mir immer wichtig gewesen, diesen Kontakt zu halten. Das ist eigentlich alles ganz normal bei mir. Darum meine ich auch, dass man das eigentlich jedem vermitteln kann.

Eine letzte Frage: Sie sind Wegbereiterin der Mal- und Gestalttherapie. Ist die Naturvermittlung, wie Sie es eben genannt haben, für Sie am besten über den Weg des kreativen Gestaltens möglich?

Ich halte eine Therapie, die mit Gestaltung arbeitet, tatsächlich für eine der besten. Sich immer wieder hinzusetzen und etwas zu malen oder zu formen, ist ein sehr guter Weg, um festzustellen, wo ich stehe und was in mir vorgeht. Das Schöne an dieser Therapiemethode ist außerdem, dass der Patient nicht nur als Leidender kommt. Er kommt als kreativer Mensch, der etwas Neues gestaltet. Man kann diese Therapieform auch auf die großen Fragen wie den Klimawandel anwenden; Natur lässt sich ganz wunderbar zum Thema machen. Es zeigt sich, dass uns selbst in unseren größten Ängsten immer noch die Kreativität zur Verfügung steht, um etwas Eigenes einzubringen und zu verändern – zuerst nur im gemalten Bild. Wie würde ich mir zum Beispiel den verdorrten Baum wiederbelebt vorstellen? Der Angst muss die Kreativität gegenüberstehen, aber nicht aus Pflicht oder blanker Moral, sondern aus Liebe zu den Dingen, die man nicht verlieren möchte.

WALTER ÖTSCH

Raus aus der kollektiven Trance!

Die Angst vor Hitzewellen und Flutkatastrophen ist zu wenig, um die Klimakrise zu bewältigen. Coach und Imaginationsforscher Walter Ötsch berichtet über die wegweisende Bedeutung positiver Zukunftsbilder. In seiner eigenen Beratungspraxis begleitet er Menschen durch Transformationsprozesse.

Krisen mittels Technologie zu bewältigen, entspricht dem Zeitgeist. Aber taugt dies auch als Leitbild für die Bewältigung der Klimakrise?

WALTER ÖTSCH: Man darf den Entwurf von Zukunftsbildern nicht nur der Wirtschaft überlassen. Denn da gibt es derzeit vor allem drei Antworten auf den Klimawandel: Auswandern ins All – das können sich nur die Reichen leisten. Der Einsatz von Künstlicher Intelligenz ist mit hohem Risiko verbunden. Und Geo-Engineering ist mindestens genauso gefährlich. Es gab zum Beispiel in Australien den Versuch einer Ölfirma, CO_2 aus der Luft zu pumpen und im Untergrund abzulagern. Das Projekt ist grandios gescheitert. Wir wissen noch viel zu wenig darüber, was wir lostreten, wenn wir derartige Veränderungen vornehmen.

In der Corona-Krise ist es der Politik geglückt, rasch einschneidende Maßnahmen umzusetzen. Welche Lehren können daraus zur Bewältigung der Klimakrise gezogen werden?

Das Neue an dieser Krise ist, wie mächtig der Staat sich gezeigt hat. Im Neoliberalismus gab es immer die Idee: Die Politik darf dem Markt keine Vorgaben machen. Es herrschten Ausreden vor wie: Schnell kann man gar nichts machen, der Bevölkerung kann man keine Einschränkungen auferlegen, ein Land allein kann das nicht schaffen, wir haben kein Geld und so weiter. Dieser Glaube ist jetzt kraftvoll erschüttert. Im Nachhinein zeigt sich, dass der Spruch, es gebe keine Alternative, immer eine Ideologie gewesen ist. Die Politik gab der Wirtschaft ein Gesundheitsziel vor. Über Nacht waren die Maastricht-Kriterien bedeutungslos. In der amerikanischen Debatte spielte eine Billion auf oder ab keine Rolle mehr. Mit dieser Entschlossenheit müssten Politiker auch auf die Klimakrise reagieren.

Aber oft reicht das Wort »Verzicht«, um Angst vor Veränderung zu schüren – Stichwort »Zurück in die Steinzeit«. Wie kann es gelingen, die Menschen für echte Einschnitte zu gewinnen?

Die Menschen sind doch bereits für die Sache gewonnen. Studien zeigen, dass das Klima mittlerweile die größte Sorge in der Bevölkerung ist. Für konkrete gesellschaftliche Veränderungen braucht es eine Minderheit von vielleicht zwanzig Prozent der Menschen, dann kommt die Kugel ins Rollen. Selbst die Corona-Krise hat den Klimawandel nicht aus den Schlagzeilen verdrängt – das war noch nie zuvor der Fall!

Bleiben wir noch bei der Corona-Krise. Was wird also auf diese politische Machtgeste langfristig folgen?

Die Frage ist, ob es ein Hoffnungsschimmer ist oder ob es eine Entwicklung wie nach 2008 sein wird, aus der der Neoliberalismus gestärkt hervorgegangen ist. Im besten Fall nutzt die Politik jetzt ihre neue Gestaltungskraft und traut sich zu, Systeme und Institutionen zu verändern, um die größte Herausforderung der Menschheit – die Klimakrise – zu bewältigen. Es geht zum Beispiel darum: Welche Industriebranchen sollen wir schließen, welche fördern? Die Lufthansa und die AUA zu retten, macht wenig Sinn. Der Massentourismus wird in den nächsten zehn Jahren nicht mehr das Niveau wie vor 2020 erreichen.

Warum glauben Sie, dass der Tourismus nicht wieder im selben Ausmaß zurückkommt?

Für mich ist es unvorstellbar, dass die Situation wieder wie 2019 einrastet. Die Zeit des »Peak-Tourismus« ist überschritten. Was uns passiert ist, ist wie ein Schock, der viel Angst vor dem Anderen hinterlassen wird. Hinzu kommt eine extreme Unterbrechung all unserer Routinen und unseres Konsumverhaltens. Wenn ich es zwei Jahre aushalte, nicht nach Griechenland zu fahren, dann habe ich gelernt, dass es auch anders geht. Man hat gerade jetzt gesehen, wie anpassungsfähig der menschliche Geist ist. Müsste man plötzlich in einem Slum in Mumbai leben, hätte man nach zwei bis drei Monaten selbst dort neue Routinen gefunden. Das schöne reiche Leben wäre verblasst. Normalität lässt sich relativ schnell konstruieren. Wir steuern das mit inneren Bildern. Die Corona-bedingte Unterbrechung der Normalität war wie eine Eruption.

Wären derart große politische Eingriffe in die Wirtschaft, wie Sie es fordern, nicht unverantwortlich? Es geht doch auch um Arbeitsplätze …

Letztlich ließe sich aber genau dadurch die Klimakrise bewältigen. Die bestehenden Strukturen haben nicht die Kraft, die ökologische Herausforderung zu stemmen. Es ist also klar, dass wir unsere vorhandenen Denkrahmen überschreiten müssen, um hier irgendeine Form von Veränderung zu bewirken. Corona wäre ein historisch einmaliger und günstiger Moment dafür, denn die Politik hat sich nie zuvor dermaßen handlungsmächtig gegenüber der Wirtschaft gezeigt.

Stoßen derartige Ideen nicht auf zu großen Widerstand?

Industriepolitik und kräftige Reformen müssen auf Widerstand stoßen. Anders geht es nicht. Der politische Eingriff ist ohnehin da, etwa über die Zentralbanken; so wird das Finanzsystem aufrechterhalten. Die Macht liegt immer – und das ist zentral – bei der Politik, nicht bei der Wirtschaft. Natürlich gibt niemand freiwillig Strukturen auf, von denen er profitiert. Macht muss Mächtigen genommen werden. Die Hoffnung ist, dass das in einem demokratischen Rahmen passieren kann und die Demokratie durch eine neue, gestaltende Politik gestärkt wird. Um die Klimakrise bewältigen zu können, bedarf es neuer politischer Bewegungen und neuer Institutionen.

Was kann die Politik den Menschen sagen, die sich einfach nur ihr »normales Leben« zurückwünschen?

Natürlich hatten viele die große Sehnsucht: Zurück zur Normalität. Das ist verständlich. Ich möchte auch wieder im Kaffeehaus sitzen, mich mit Freunden treffen und in Griechenland am Strand liegen. Nur zurück zur »Normalität« vor 2020 ist ein Zurück zu einer Situation, die ökologisch bedenklich ist. Die letzten vierzig Jahre waren ökologisch verheerend. Das Bedrückende ist ja, dass es bereits zu Beginn der achtziger Jahre einen Konsens in der amerikanischen Akademie der Wissenschaften über die

Hintergründe des Global Warming gab. Seither haben sich die Emissionen, die seit Beginn der Industriellen Revolution in die Atmosphäre ausgestoßen wurden, verdoppelt. Die Hälfte des menschengemachten CO_2-Ausstoßes ist also seit den achtziger Jahren passiert. Hätten die politischen Eliten ihr Wissen bereits damals in entsprechendes Handeln umgesetzt, wäre eine Kehrtwende noch viel leichter gewesen. Diese Jahre wurden vergeudet.

Welche Maßnahmen sind nun vordringlich?

Man müsste sofort die Konzernbesteuerung angehen oder die Steueroasen wirklich austrocknen. Hier wurde ein riesiges System, ein Ausnahmerecht für Großkonzerne, geschaffen. Die ganz Reichen und die wirklich großen Konzerne haben sich von der Steuerpflicht verabschiedet. Ich habe nichts gegen Vermögensungleichheit. Ich finde nur, dass die Leute, die wirklich reich sind, eine soziale Verantwortung tragen. Der Skandal ist, dass sie dieser Verantwortung nicht gerecht werden. Wieso kommen von den Superreichen keine gestaltenden Ideen? Wieso kommt da nicht der Impuls, jetzt finanzieren wir eine neue soziale Bewegung, die die ökologische Krise wirklich angeht? Wieso hat keiner der Millionäre in Deutschland 2015 gesagt: Wir finanzieren euch diesen Zustrom an Geflüchteten? Das könnten doch die Helden der Zukunft werden. Stattdessen kommt ein Teil der wirtschaftlichen Eliten jetzt auf die Idee, eine autoritäre Form zu etablieren, um das bestehende System zu erhalten. Damit wird das Projekt der Demokratie begraben werden.

Wie schätzen Sie die Zukunft der westlichen Demokratie ein?

Auf einer Ebene gibt es momentan unglaublich viele alternative Ideen. Wir leben in der Zeit der größten Massendemonstrationen: einerseits die Frauenbewegung nach Trumps Wahl-sieg vor vier Jahren, dann Black Lives Matter und natürlich Fridays for Future. In gewisser Weise erinnert mich der eben entstehende Diskursraum an die Zeit meiner Jugend in den Sechzigern. Wir haben auch dieselben Themen wie damals. Diese drei Bewegungen sind für einen Historiker Weltereig-nisse. Vielleicht gelingt das Umdenken jetzt durch die Pande-mie. Sie zwingt die Menschen, zum ersten Mal wirklich global zu denken und global zu kooperieren. Denn im Hintergrund steht die Erfahrung eines global geteilten Leidens.

Wenn man im letzten Jahr auf die Straßen blickte – Anti-Coro-na-Demos, der Sturm auf das Kapitol et cetera –, sah man wenig von dieser Solidarisierung im Sinne eines geteilten Leidens …

Das System ist gleichzeitig bedroht von unten, von Leuten, die nicht integriert werden. Rechte Gruppierungen können nicht die Strukturmängel der Wirtschaft artikulieren, aber ein dumpfes Unbehagen instrumentalisieren. Letztlich bringt das aber nichts, da sie gleichzeitig wieder von einer Elite finanziert werden. Der Trick des Trumpismus ist: Eine Elite hat erkannt, im Kampf gegen die Elite kann ich zur neuen Elite werden. Man sollte daher dringend fragen: Wer finanziert diese neuen Bewegungen, zum Beispiel die AfD? Hinter Trump steckt zum Beispiel auch Mercer, eine Firma, die auf Algorithmenhandel an den Börsen spezialisiert ist. Diese Firma hat nichts gegen Chaos und Volatilität an den Börsen, da sie damit verdienen kann.

Wie gefährlich sind die rechtspopulistisch angeheizten Bewegun-gen für die Demokratie?

Das Gefährlichste ist, dass eine Denkart um sich greift, die eine gemeinsame geteilte Faktenbasis leugnet. Kohärenz in der Gesellschaft entsteht über geteilte Bilder. Nehmen wir das Bild: Es gibt eine deutsche Nation. So hat Bismarck 1870 die Einheit gemacht. Jede Nation ist eine *imagined community*. Aber genau diese imaginierten Bilder bewirken medial eine Kohäsion.

Welche Bilder sind in Gefahr?

Das populistische Bild von »dem Volk« ist in jedem Fall gefährlich. Es etabliert »das Volk« gegen »die Elite« in der Einzahl, ein exklusiver Volksbegriff. Nehmen wir das Denken der FPÖ: Wer wird hier aller vom Volk ausgegrenzt: die Grünen, kritische Journalisten und Wissenschaftler, autonome Frauen, Menschen mit anderer sexueller Orientierung, Menschen mit Migrationshintergrund ... Wenn ich alle Gruppen durchgehe, merke ich, dass letztlich die Mehrheit ausgegrenzt wird. Ein Volksbegriff, wie ihn auch Trump und Orbán verwenden, zerstört das Bild einer Einheit in der Bevölkerung. Das führt zu Spaltung und in letzter Konsequenz zu einem Bürgerkrieg. Der »Feind«, »die Anderen« werden gegen »das Volk« in Stellung gebracht und immer mehr ausgegrenzt. Letztlich wird sogar Sterben und Tötung in Kauf genommen, wie bei den Tausenden Ertrinkenden im Mittelmeer. In jedem Fall stellt sich doch die Frage: Wessen Tod zählt? Wir sehen auch deutlich, in welcher Weise sich das Image der Geflüchteten in den letzten Jahren zunehmend verdüstert hat. Bestimmte Politiker machen eine Verrohung des Denkens möglich.

Wie sähe ein konstruktiver Umgang mit den durch die Rechtspopulisten beeinflussten Menschen aus, die für die verschiedensten radikalen Ideen auf die Straße gehen?

Der Umgang mit diesen Gruppen ist momentan durch manche politischen Eliten in hohem Maße zu moralisch. Aber ein ausschließlich moralischer Umgang kann dysfunktional sein. Hillary Clinton hat Donald Trump zum Beispiel nur als moralisches Phänomen bewertet. Sie hat folgendes Bild entworfen: Wir sind die Guten, die aufrechten Demokraten, die die Demokratie verteidigen, und dort drüben sind die Populisten, die das Volk verführen und die Demokratie schädigen. Sie hielt sich also an dasselbe Grundprinzip, das die Rechtspopulisten auszeichnet: »Wir« gegen »die«. Eine solche Gegenüberstellung ist immer moralisch gemeint: Das gute Volk gegen die korrupte Elite. Aber so kann der Rechtspopulismus nicht bekämpft werden. Der österreichische Katholik würde sagen: Man kann den Teufel nicht mit dem Beelzebub austreiben. Man kann nicht mit einem moralischen Diskurs die schädliche Hypermoral der Rechtspopulisten bekämpfen. Es ist letztlich die Hilflosigkeit von politischen Eliten, die dem Trumpismus oder einem Orbán immer nur mit moralischen Appellen kommt. Man braucht aber ein tiefes und strukturelles Verständnis, warum die Menschen unzufrieden sind. Man sollte klar sehen, wer sind die Leute, die etwa Trumps Politik attraktiv finden? Dafür bräuchte es eine neue Sprache und neue Bilder. Wir haben aber eine Krise der politischen Imagination. Momentan ist Politik, besonders in Österreich, in hohem Maße eine Inszenierung für die Gegenwart, ohne Bilder über eine gute Zukunft des Landes.

Von welchen politischen Bildern sprechen Sie?

Alle großen politischen Strömungen stecken in einer Krise der politischen Fantasie: der Konservatismus, der Liberalismus und die Sozialdemokratie. (Religiös-)Konservatives Gedankengut wirklich ernst zu nehmen, würde zum Beispiel bedeuten, in der Klimakrise die Bewahrung der Schöpfung einzufordern. In gleichem Ausmaß könnte die Sozialdemokratie auf ihr Gerechtigkeitsversprechen pochen und die Liberalen auf den Freiheitsgedanken. Würden diese Strömungen die Krisen der Umwelt wirklich ernst nehmen, dann müsste es um die Sache gehen und nicht um die Parteien. Sie müssten über die Parteien hinweg einen Konsens erzielen: Wir stecken in einer tiefen gesellschaftlichen Krise, und wir können dazu ein gemeinsames Minimalprogramm formulieren – zu dem es dann unterschiedliche Ausprägungen und Herangehensweisen geben kann.

Welche Zukunftsszenarien sehen Sie?

Das negative Szenario ist der autoritäre Kapitalismus mit dem Rechtspopulismus als neuer Politikform. Dieses Szenario ist das realistische. Wenn sich Strukturen nicht ändern, dann wird die Politik immer mehr in diese Richtung gehen. In Österreich sind wir auf dem Weg dorthin. Dies zeigt sich etwa darin, wie gute Kontakte die ÖVP nach Ungarn hat und keinen Widerstand gegen die ungarische Politik entwickelt. In Ungarn gibt es de facto keine funktionierende Demokratie mehr. Es wäre übertrieben, das als Faschismus zu bezeichnen. Aber es ist eine sehr autoritäre Form.

Was ist mit den politischen Werten passiert?

Viele Politiker heute sind gewohnt, nur kurzfristig zu denken. Die Politik hat in vielen Ländern, darunter auch Österreich, in hohem Maße Show-Charakter. Es geht um kurzfristiges Marketing und nicht um Visionen, wie das Land in der Zukunft dastehen könnte. Ihre ursprünglichen Werte existieren nur noch als Worthülsen. Politiker aller Couleurs agieren heute innerhalb eines Systems, das »den Markt« über den Menschen und über die Natur stellt. Sie sind vom Glauben an den Markt infiltriert. Der Markt ist aber nichts anderes als ein Bild, ein Narrativ, das unser Denken vernebelt.

Sie sprechen vom Markt als Mythos. Aber es gibt doch reales Angebot und reale Nachfrage, echte Knappheit et cetera – alles Marktphänomene …

Was Sie beschreiben, sind Phänomene der Wirtschaft, die es gibt. Aber es gibt nicht »den Markt« oder »die Globalisierung« im Sinne eines handelnden Akteurs, dem »wir uns« zu unterwerfen hätten. Die Wirtschaft besteht aus von Menschen gemachten Regelsystemen, die durch die Politik gestaltet werden und gestaltet werden können. Es gibt keine Gesetzmäßigkeiten in der Wirtschaft per se. Meinen Studierenden sage ich manchmal: Der Marktbegriff ist für mich eine gesellschaftliche Kategorie wie das Fegefeuer im 13. Jahrhundert. In zweihundert Jahren wird man sagen: In welchem magischen Zeitalter haben die Menschen damals gelebt, dass sie geglaubt haben, »den Markt« gibt es wirklich! So wie im 13. Jahrhundert: Alle glaubten, das Fegefeuer gibt's. Und wenn das als Realität angesehen wird, dann werden Wertpapiere aufs Jenseits möglich, das wurde dann später zum Ablasshandel. Die Kirche wurde dadurch zur größten Kapitalsammelstelle. Eine fiktive Konstruktion hat unmittelbare ökonomische Auswirkungen auf das Leben der Menschen. Im Grunde genommen wirkt das ganze Getöse um einen angeblichen Markt wie eine kollektive Trance. Wenn dieser Begriff – wie bei Rumpelstilzchen – benannt wird, dann besteht die Chance, aus dieser Trance herauszukommen.

Was braucht es, um die Politik aus dieser Trance herauszuführen?

Es braucht eine Position der Ernsthaftigkeit: Wenn Sie so wollen – und um mit Anthony Appiah zu sprechen – eine Art moralischer Revolution. Wenn Jeff Bezos zum Beispiel ins All fliegt und dabei so viel CO_2 produziert wird, wie von Millionen Menschen nicht in ihrem ganzen Leben, dann sollte er dafür mit Verachtung gestraft werden: Man soll ihm gesellschaftlich keine Ehre mehr entgegenbringen.

Der deutsche Philosoph Thomas Metzinger sagt, dass die Menschheit ihre Würde verliert, wenn sie nicht adäquat auf die Klimakrise reagiert, obwohl sie schon längst um deren verheerende Auswirkungen weiß. Stimmen Sie dem zu?

Ich würde nicht von der gesamten Menschheit sprechen, aber von den politischen und wirtschaftlichen Eliten, die ja handlungsfähig sind. Man muss die ökologische Frage auch strukturell diskutieren. Dabei darf die Frage der Macht nicht länger ausgeklammert werden. Kein Mensch würde auf die Idee kommen, über das Mittelalter oder den Absolutismus zu sprechen, ohne die Machtfrage zu reflektieren. Im Kapitalismus ist dies jedoch zum Tabu geworden.

Sie sagen, Strukturmängel müssten von der Politik artikuliert werden, die Krise soll also nicht beschönigt werden. Wie kann das gehen?

Man könnte zum Beispiel ernsthaft untersuchen: Warum ist das ganze System so fragil in Bezug auf eine Pandemie? Wir sind die reichste Generation in der Menschheitsgeschichte.

Wieso können wir nicht drei Monate den Laden zusperren? Uns einfach einmal eine Auszeit nehmen? Und sagen: Das ist jetzt notwendig und nachher geht es wieder weiter – ohne Krise. Es gibt auch keine Debatte zur Qualität der Arbeitsplätze. Egal in welchen Bereich Sie blicken, die letzten zehn Jahre haben quasi überall massive Verschlechterungen gebracht. Vor zehn Jahren konnte ich mit meinem Briefträger noch ein Schnapserl trinken, heute hecheln die Postler nur mehr im Laufschritt vorbei.

Wie kann der Einzelne in seinem Umfeld hier etwas verändern? Nehmen wir das Beispiel des Journalismus. Viele Redaktionen sind unterbesetzt, die Kollegen verausgaben sich bis zum Anschlag. Das kratzt nachhaltig an der Gesundheit ... und trotzdem machen die meisten »mit«, um überhaupt Arbeit zu haben. Wo kann der Einzelne hier ansetzen?

Es geht nicht um ein Wollen, es geht um soziale Wahrnehmungsprozesse. Die Ökonomisierung sitzt in jedem Einzelnen. Für mich wäre der entscheidende Punkt der analytische. Sie beschreiben den Prozess der Ökonomisierung, in dem nur noch betriebswirtschaftliche Kennziffern zählen. Im Grunde genommen ist es eine kollektive Trance. Wenn diese benannt wird, kann man die Leute herausführen. Mein Ziel in jedem Vortrag, den ich zum Thema Markt halte, ist, dass jeder, der mir in dem Vortrag folgt, eine Ahnung bekommt, wie tief das Marktdenken in die Gesellschaft eingedrungen ist, und danach das Vokabel Markt nie mehr verwendet. Damit ist noch nichts Konkretes gewonnen, aber es ist ein erster Schritt und der Kopf ist frei. Das Entscheidende ist aber, einen positiven Zukunftsdiskurs zu führen.

Unser Umgang mit der Klimakrise ist in der Tat in hohem Ausmaß von negativen Bildern, man könnte auch sagen Horrorszenarien geprägt. Aus der Psychologie weiß man, dass Freude die stärkste Motivation für Veränderung ist. Der Antrieb zum Klimaschutz kommt jedoch von beängstigenden Prognosen oder Schreckensszenarien wie Flutkatastrophen oder Waldbränden. Schon 2019 haben rund elftausend Wissenschaftler davor gewarnt, dass bei global unzureichender Verhaltensänderung »unsägliches menschliches Leid« zu erwarten sei – ein Statement, das im Fachjournal »BioScience« 2021 nochmals bekräftigt wurde ...

Es braucht beides: die Horrorszenarien genauso wie die Hoffnungsbilder, denn ohne das Schlimme vor Augen zu haben, werden wir kaum tätig. Wesentlich ist dabei die Frage, wie wir angesichts der aktuellen Fülle an dystopischen Bildern handlungsfähig bleiben. Hier gibt es zwei große Reaktionen: Einerseits das Überschwemmt-Sein, das bis hin zur Depression und zum Geburtenstreik führen kann. Andererseits gibt es die totale Verdrängung, die vor allem vonseiten rechtspopulistischer Bewegungen betrieben wird. Sie liefern keine Antworten auf die Klimafrage, da es für sie keine Klimakrise gibt. Zwischen diesen beiden Reaktionen steht ein »Fenster der Toleranz«, innerhalb dessen man produktiv werden kann.

Was meinen Sie mit Toleranz?

Toleranz in Bezug auf die eigenen widersprüchlichen Gefühle. Dieses Fenster kann in einem sozial geschützten Raum entstehen, wenn wir uns mit anderen ernsthaft und wertschätzend über die eigenen Ängste austauschen. So kann man die Kraft für Veränderung schöpfen.

Welche positiven Bilder könnten den ökosozialen Wandel voran-treiben?

Vor allem ein neues Freiheitsbild, das entsteht, wenn Menschen selbstbestimmter leben, aber weniger konsumieren – also das eigene Leben stärker gestalten, im Einklang mit der Natur.

Apropos Gestalten: Kommen wir zuletzt zu Ihren eigenen Erfahrungen als Coach. Wie gelingt es Ihnen, die angesprochenen positiven Bilder bei Klienten, in Ihrem Fall häufig Politiker oder Manager, zu wecken?

Wichtig ist, dass es gelingt, einen guten Kontakt zu dieser Person herzustellen. Ich versuche immer, eine vertrauensvolle Atmosphäre zu schaffen. Ich habe im Laufe meiner langen Praxis außerdem gelernt, zu Beginn eines Coachings meine eigene Verwirrung zu genießen. Ich stelle ganz viele Fragen, um ein möglichst genaues – auch visuelles – inneres Bild der Hürde zu bekommen, mit der ein Klient zu mir kommt.

Sie imaginieren also zuerst selbst die konkrete Problemstellung – was folgt darauf?

Im Coaching geht es für mich darum, Ressourcenarbeit mit einer Person zu machen, um eben diese Hürde so zu nehmen, wie sie es möchte. Ich verwende oft imaginierte Bilder, um diese Ressourcen zu aktivieren. Die Frage, welche positiven Bilder auftauchen, hängt ausschließlich vom Gegenüber ab. Oft stellen sich schöne Erinnerungen ein. Einen Politiker könnte ich zum Beispiel fragen: Gibt es eine Person, die Sie in Ihrer Jugend beeinflusst hat? Oder: Sehen Sie in Ihrem Leben beziehungsweise in dem Bereich, in dem Sie Erfolg haben wollen, eine gewisse Tradition, in der Sie stehen möchten? Häufig kommt eine konkrete Antwort, mit der man arbeiten kann, denn letztlich haben alle großen Parteien in Österreich eine ruhmreiche Tradition.

Haben Sie dafür ein Beispiel aus der Praxis?

Wenn etwa eine grüne Politikerin zu mir kommt, könnte es sein, dass sie sagt: Ich kannte Freda Meissner-Blau noch persönlich. So wollte ich auch werden. Ich würde versuchen, die Vorstellung dieser Person in den Raum zu holen und meine Klientin dazu anzuleiten, sich in diese hineinzuversetzen. Meine nächste Frage wäre: Wie fühlt sich das an? Zumeist erreicht man so einen kraftvollen, ressourcenreichen Zustand. Das wiederum lässt sich gut nutzen für jenen Bereich, in dem man ein Problem hat oder sich selbst eines kreiert. In weiterer Folge geht es wesentlich darum, die gefundenen Ressourcen gemeinsam ins Auge zu fassen. Im Coaching versuche ich, so gut es mir möglich ist, mich auf die gecoachte Person zu konzentrieren. Man könnte auch von Präsenz sprechen. Wenn dies gelingt, kann eine Form von interpersoneller Trance entstehen, wie es von manchen Therapierichtungen genannt wird. Hier liegt ein Schlüssel für ein gelungenes Coaching.

Für mich klingt das nach Hypnose beziehungsweise hypnotherapeutischen Verfahren. Was unterscheidet Ihre Form des Coachings überhaupt noch von der Psychotherapie?

Coaching hat klare Erfolgskriterien. Es gibt eine begrenzte Problemstellung, die gelöst werden soll. Psychotherapie zielt auf länger anhaltende Änderungsprozesse ab. Ein wesentlicher Unterschied liegt auch in der Verantwortung: Geht es einem

Klienten akut wirklich schlecht, würde ich als Coach nicht die Verantwortung für seine psychische Gesundheit übernehmen wollen. Wenn jemand zum Beispiel über längere Zeit sehr niedergeschlagen zu mir kommt, ist für mich klar, dass eine andere Form von Expertise gefragt ist. Ich habe immer versucht, hier eine klare Grenze zu ziehen. Ein Coach sollte sich – in einem Höchstmaß an Verantwortung – selbst hinsichtlich der Frage prüfen: Wo kann ich realistisch Hilfe anbieten und wo nicht? Mit den Werkzeugen, über die verfüge, lässt sich die Lebensqualität in vielen Bereichen verbessern, in manchen jedoch nicht. Das gilt auch für mich persönlich in der Selbstanwendung.

Was meinen Sie mit Selbstanwendung?

Ich praktiziere viele Coaching-Werkzeuge für mich selbst. Sie helfen mir dabei, Herausforderungen auch unter schwierigen Umständen gut zu bewältigen. Es gibt aber auch Bereiche in meinem Leben, da muss ich in aller Bescheidenheit zugeben: Hier gelingt mir das nicht, da helfen Coaching-Techniken nicht weiter. Wahrscheinlich gehört es zu einem gewissen Alter, dass man tiefe Lebenskrisen oder Schicksalsschläge erlebt hat. Die größten Herausforderungen stellen für mich Identitätskrisen dar. Das sind Zeiten, in denen die Frage: »Wer bin ich?« nicht mehr stimmig beantwortet werden kann. Auch ich kenne derartige Situationen aus meinem Leben. In diesem Fall würde ich zu den besten Therapeuten gehen, die ich finde.

Für Therapeuten ist die Seele ein »weites Land«, wie schon Arthur Schnitzler gesagt hat. Was sagt ein Imaginationsforscher zu diesem Bild der menschlichen Psyche?

Manchmal frage ich meine Klienten und Studenten provokant: »Haben Sie ein Unbewusstes?« Zuweilen lasse ich eine Gruppe sogar darüber abstimmen. Da ich davon ausgehe, dass hinter Sprache Bilder stehen, steht auch hinter dem Reden von einem »Unbewussten« ein Bild. Wird die Frage »Haben Sie ein Unbewusstes?« positiv beantwortet, kann ich also weiterfragen: »Und wie stellen Sie sich Ihr Unbewusstes vor?« Bei den meisten Menschen tauchen dann Bilder von weiten, offenen Landschaften auf. Das heißt, ein »weites Land« ist oft unser imaginiertes Feld des Unbewussten. Wer das Unbewusste derart vor dem inneren Auge hat, kann darauf als Ratgeber zurückgreifen. Aber auch das Bewusste kann dem Unbewussten Aufträge erteilen. Wer die inneren Bilder sieht und nutzt, tut sich oft leichter, durch Schwierigkeiten zu navigieren.

DANK

Mein Dank gilt jenen Redakteurinnen und Redakteuren, die es mir ermöglicht haben, diese Gespräche zu publizieren, darunter das Team der *Furche* (Brigitte Quint, Martin Tauss), der *Welt der Frauen* (Christine Haiden, Andrea Rödig), *Psychologie heute* (Eva-Maria Träger) und des *Augustin* (Lisa Bolyos, Reinhold Schachner). Besonders hervorheben möchte ich Gerald Schmickl und das *extra* der *Wiener Zeitung*, in dem die meisten der abgedruckten Texte zuerst erschienen sind. Zudem danke ich Markus Ladstätter, dessen Fotos die Gespräche immens bereichert haben und dessen Begleitung auch immer eine Freude war.

Mein Dank gilt auch meinen Gesprächspartnerinnen und -partnern, die sich Zeit genommen haben für einen oft wirklich langen und persönlichen Austausch. Die Gespräche sind nun nicht nur in Buchform nachzulesen, sondern bleiben auch immer meine persönliche »Schatzkiste« schöner Begegnungen und – um mit Walter Ötsch zu sprechen – jene Fenster der Toleranz, in denen es mir auch persönlich möglich wurde, hoffnungsvolle Bilder für anstehende Herausforderungen zu entwickeln. In den positiven Rückmeldungen meiner Gesprächspartnerinnen und -partner durfte ich immer wieder erfahren, dass dies auf Gegenseitigkeit beruhte.

Danke nicht zuletzt an Alexander Potyka vom Picus Verlag, der mir von Anfang an große Offenheit dem Thema gegenüber signalisiert hat.

BIOGRAFIEN

Gerhard Bauer, geboren 1960 in Aspang am Wechsel (NÖ), ist Pfarrvikar in der Kirche Muttergottes im Augarten im 2. Wiener Bezirk. Nach Besuch des Gymnasiums in Sachsenbrunn trat er ins Priesterseminar in Wien ein, 1987 erfolgte die Weihe. Bereits als junger Kaplan erkannte er seine Berufung darin, Menschen auf ihrem Lebensweg zu begleiten. Er absolvierte daher das Fachspezifikum am Süddeutschen Institut für Logotherapie und Existenzanalyse. Bauer arbeitet gemeinsam mit Gudrun Ertl als Therapeut und Seelsorger im selbst gegründeten Verein »Factum« in Wien.

Rainer Dirnberger, geboren 1964 in Linz (OÖ), studierte Psychologie in Salzburg und Graz. Er arbeitet seit 1993 als eingetragener Klinischer Psychologe, Gesundheitspsychologe und Transaktionsanalytischer Psychotherapeut in Graz. Seit 2000 ist er zudem als Lehrtherapeut tätig. Dirnberger praktiziert seit vielen Jahrzehnten Aikido und ist 5. Dan.
Publikationen (Auswahl):
Vom Film zum Ich. Wie Filme unser Leben bereichern, Books on demand 2018.
Holotropes Atmen. Reisen zum Selbst. Eine Einführung in das Holotrope Atmen, Books on demand 2014.
SELE – Selbsterkenntnis durch Leiberfahrung. Eine Synthese aus Psychotherapie und der Kampfkunst Aikido, Books on demand 2013.
Das Gespräch mit Rainer Dirnberger »Kampfkunst und Psychotherapie« von Dagmar Weidinger wurde erstmals publiziert in: Psychologie Heute 7/2018. © 2018 Psychologie Heute in der Verlagsgruppe Beltz, Weinheim Basel.

Elisabeth Dokulil, geboren 1947 in Wien, arbeitet als Psychoanalytikerin in freier Praxis in Wien. Sie studierte Chemie und arbeitete im Anschluss über viele Jahre im Bereich der Medizinischen Chemie und Informatik. Mit vierzig Jahren begann Dokulil ihre psychoanalytische Ausbildung. 2005 gründete sie gemeinsam mit Alfred Pritz und zwei weiteren Kollegen die Sigmund Freud Privatuniversität Wien. Dort etablierte sie zwei Gruppen für Messies und deren Angehörige. Bis 2016 hatte sie außerdem die Leitung des International Departments der SFU inne.

Eugen Drewermann, geboren 1940 im Ruhrgebiet, ist Theologe, Psychoanalytiker und Schriftsteller. Auf ein Studium der Philosophie in Münster sowie der Katholischen Theologie in Paderborn folgte 1966 die Weihe zum Priester. Ab 1968 ließ er sich in Göttingen in Neopsychoanalyse ausbilden und habilitierte sich 1978 in Katholischer Theologie. 2005 erfolgte sein Austritt aus der katholischen Kirche. Als prominentes Mitglied der Friedensbewegung tritt er regelmäßig als Redner auf Demonstrationen in Erscheinung und wirbt in seinen Vorträgen für ein friedliches Zusammenleben sowie eine gewaltfreie Völkerverständigung. 2019 erhielt er den Preis der Internationalen Hermann Hesse Gesellschaft.
Publikationen (Auswahl):
Gott, wo bist du? Patmos 2021.
Landschaften der Seele oder: Wie man die Angst überwindet.
 Grimms Märchen tiefenpsychologisch gedeutet, Patmos 2020.
Kleriker. Psychogramm eines Ideals. Neuausgabe mit aktuellem
 Vorwort, Verlagsgemeinschaft topos plus 2019.

Klaudia Gehmacher, geboren 1962 in Wien, arbeitet als Klientenzentrierte Psychotherapeutin in eigener Praxis in Wien und ist seit rund zwanzig Jahren Teil des Betreuungs- und Behandlungsteams der Windhorse-Gesellschaft. Ihre weiteren Arbeitsschwerpunkte sind Gruppen-Skillstraining, die Begleitung von jungen Familien rund um die Schwangerschaft sowie mediative Konfliktarbeit und Körperpsychotherapie. Seit 2020 ist sie Vorsitzende der Österreichischen Vereinigung für Körperpsychotherapie.

Angelika Grubner, geboren 1967, arbeitete bis 2000 als Diplomsozialarbeiterin in der Niederösterreichischen Landesnervenklinik Maria Gugging. Nach ihrer Ausbildung zur systemischen Psychotherapeutin eröffnete sie ihre eigene Praxis in Pitten (NÖ). Sie ist außerdem als Referentin für feministische Bildung und Politik tätig und absolvierte ein Masterstudium der Philosophie an der Universität Wien.
Publikationen:
Die Macht der Psychotherapie im Neoliberalismus. Eine Streitschrift, Mandelbaum 2017.
Geschlecht therapieren. Andere Erzählungen im Kontext narrativer systemischer Therapie, Carl-Auer Verlag 2014.

Harville Hendrix, geboren 1935 in Statesboro (Georgia), engagierte sich bereits früh in der lokalen baptistischen Gemeinschaft und wurde zunächst baptistischer Prediger. Nach einem Doktoratsstudium der Psychologie und Theologie an der Divinity School der Universität von Chicago begann er als Psychologe in eigener Praxis zu arbeiten. Hendrix war bereits geschieden und hatte zwei Kinder, als er Helen LaKelly Hunt kennenlernte, die seine zweite Frau wurde. Das Paar bekam zwei weitere gemeinsame Kinder. In den achtziger Jahren entwickelten die beiden zusammen die Imago-Paartherapiemethode. Bis heute treibt das Paar die Verbreitung der Methode weltweit voran.

Publikationen (Auswahl):

So viel Liebe wie Du brauchst. Der Wegbegleiter für eine erfüllte Beziehung (mit H. LaKelly Hunt), Renate Götz Verlag 2016.

Ohne Wenn und Aber. Zur Liebe fürs Leben – für Singles und Paare (mit H. LaKelly Hunt), Renate Götz Verlag 2015.

So viel Liebe wie mein Kind braucht. Der gemeinsame Weg in ein erfülltes Leben (mit H. LaKelly Hunt), Renate Götz Verlag 2010.

Eva Jaeggi, geboren 1934 in Wien, promovierte 1957 in den Fächern Psychologie, Philosophie und Geschichte an der Universität Wien. 1961 folgte sie ihrem Mann, dem Soziologen Urs Jaeggi, nach Bern. Ab 1967 arbeitete sie in der psychologischen Studentenberatung in Bochum, deren Leitung sie übernahm und wo sie mit den Techniken der Verhaltenstherapie vertraut wurde. In den siebziger Jahren folgte die Ausbildung zur Psychoanalytikerin in Wien und Berlin. 1978 erhielt sie einen Ruf an die Technische Universität Berlin, wo sie seither als Professorin für Klinische Psychologie sowie in freier Praxis tätig ist.

Publikationen (Auswahl):

Und wer therapier die Therapeuten? Klett-Cotta 2002.

Liebe und andere Wagnisse: Über das Leben in Beziehungen, fischer & gann 2016.

Wenn Ehen älter werden: Liebe, Krise, Neubeginn (mit W. Hollstein), Piper 1985.

Verena Kast, geboren 1943, wuchs auf einem Bauernhof in Wolfhalden (Appenzell) auf. Sie arbeitete zunächst als Grundschullehrerin in St. Gallen, ging jedoch bald nach Basel und Zürich, um dort Psychologie, Philosophie und Deutsche Literatur zu studieren. Kast promovierte in Analytischer Psychologie und begann 1970 als Psychotherapeutin in eigener Praxis in St. Gallen zu arbeiten. Zwischen 1989 und 2013 war sie

Vorsitzende der Internationalen Gesellschaft für Tiefenpsychologie. Nach ihrem Ausscheiden aus dem Vorstand wurde sie zur Ehrenpräsidentin der Gesellschaft ernannt. Zurzeit ist Kast Professorin und Lehranalytikerin am C. G. Jung-Institut in Zürich, Küsnacht.

Publikationen (Auswahl):

Wi(e)der Angst und Hass. Das Fremde als Herausforderung zur Entwicklung, Patmos 2017.

Nostalgie und Aufbruch. Von der Lust, die Welt zu gestalten, Herder 2019.

Seele braucht Zeit, Kreuz 2013.

Wolfgang Krüger, geboren 1948 in Berlin, arbeitet als Psychotherapeut in eigener Praxis in Berlin. Nach einer Ausbildung zum Industriekaufmann und einem Studium der Betriebswirtschaft sowie darauffolgend mehreren Jahren Berufserfahrung in der Wirtschaft, entschied sich Krüger, Psychologie zu studieren. Er absolvierte Ausbildungen in einer individualpsychologisch geprägten Tiefenpsychologie und einige Semester Verhaltenstherapie. Neben seiner Tätigkeit als Therapeut ist Krüger gefragter Vortragender zu vielen psychologischen Themen und Autor zahlreicher populärwissenschaftlicher Bücher.

Publikationen (Auswahl):

So gelingt die Liebe – auch wenn der Partner nicht perfekt ist, Books on demand 2020.

Die Geheimnisse der Großeltern. Unsere Wurzeln kennen, um fliegen zu lernen, Books on demand 2015.

ÜBERLEBEN in der Patchworkfamilie (mit K. Münzer), Books on demand 2015.

Helen LaKelly Hunt, geboren 1949 in Dallas (Texas), Tochter eines US-amerikanischen Ölmilliardärs, engagierte sich bereits früh in der baptistischen Gemeinschaft ihrer Heimatstadt. Nach der Schule absolvierte sie zuerst einen Master in Klinischer Psychologie, später einen PhD in Kirchengeschichte. Harville Hendrix ist ihr zweiter Mann. Mit ihm hat sie zwei Kinder, zwei weitere hat sie in die Ehe mitgebracht. Gemeinsam entwickelten sie die Imago-Paartherapiemethode und schrieben mehr als zehn Bücher dazu.

Publikationen (Auswahl): Siehe Harville Hendrix.

Michaela Nowak, geboren 1961 in Wien, arbeitet als Sozialbegleiterin. Die ausgebildete Sozialpädagogin beschäftigt sich seit 1983 mit Praxis und Studium buddhistischer und kontemplativer Methoden. Sie lernte im Shambhala Meditationszentrum Wien und war Schülerin von Chögyam Trungpa, bei dem auch Windhorse-Gründer Edward M. Podvoll studierte. Seit 2006 arbeitet sie für die Windhorse-Gesellschaft, seit sechs Jahren ist sie Vorständin des Vereins. Nowak lehrt dort seit 2011 den Windhorse-Kurs »Gesunder Geist – Ver-rückter Geist« und ist als Achtsamkeitstrainerin (Karuna-Training) tätig.

Walter Ötsch, geboren 1950 in Linz (OÖ), ist Professor für Ökonomie und Kulturgeschichte an der Cusanus Hochschule für Gesellschaftsgestaltung in Bernkastel-Kues/Mosel (D). Als Ökonom und Kulturwissenschaftler versucht er, Themen der Ökonomie in einem breiteren gesellschaftlichen Kontext zu betrachten. Er gründete an der Universität Linz das Zentrum für soziale und interkulturelle Kompetenz und das (Forschungs-) Institut für die Gesamtanalyse der Wirtschaft. Als Coach berät er vor allem Personen aus Politik und Wirtschaft.

Publikationen (Auswahl):

Wir wollen unsere Zukunft zurück (mit Nina Horaczek), Westend 2021.

Mythos Markt. Mythos Neoklassik. Das Elend des Marktfundamentalismus, Metropolis Verlag 2018.
Populismus für Anfänger. Anleitung zur Volksverführung (mit Nina Horaczek), Westend 2017.

Martha Pany, geboren 1985 im Waldviertel, arbeitet als Dozentin für Ergotherapie und Coach im Ruhrgebiet. In ihrer Jugend erlebte sie schwere psychische Erschütterungen und bekam in dieser Zeit die Prognose, niemals selbst ihren Lebensunterhalt verdienen zu können. Mit guter Unterstützung gelang es ihr jedoch, diese Krisen zu meistern. Sie studierte in Wien Ergotherapie und spezialisierte sich nach mehreren Jahren Tätigkeit im psychosozialen Bereich auf das Recovery-Konzept. 2019 gründete sie den Podcast »Hoffnung hilft heilen«, in dem sie mit ihren Interviewpartnern der Frage auf den Grund geht, wie man Psychiatrie gemeinsam menschlich gestalten kann.

Richard Picker, geboren 1933 in Wien, studierte Katholische Theologie in Wien und wurde 1965 zum Priester geweiht. Nach mehreren Jahren im Dienst der Kirche als Studentenseelsorger, Kaplan und Professor für Religionspädagogik wurde er im Zuge einer persönlichen Krise auf die Psychoanalyse aufmerksam. Der Wunsch, seine »Lebensfrau« Christl zu heiraten, führte zur Suspendierung vom Priesteramt. Picker begann daraufhin seine Ausbildung in Psychoanalyse und Gestalttherapie. Zwischen 1974 und seinem Tod 2015 arbeitete er in freier Praxis in Linz und Wien sowie als Erwachsenenbildner. 2002 wurde Picker das Österreichische Ehrenkreuz für Wissenschaft und Kunst verliehen.
Publikationen (Auswahl):
Exorzismus war gestern. Entdämonisierung durch Psychotherapie, Kösel 2009.

*Das Ende vom Lied. Positionen eines Lebens zwischen Hitler-
jugend, Psychotherapie und Kirche,* Czernin 2005.
*Zusammenrottungen. Gefahren aus Gruppendämonie, Ideologie
und Religion. Neun Fragmente,* Edition Va Bene 2002.

Alfred Pritz, geboren 1952 in St. Lorenzen (Salzburg), ist
amtierender Rektor der Sigmund Freud Privatuniversität in
Wien und Präsident des World Council for Psychotherapy.
Im Anschluss an das Psychologie- und Pädagogikstudium in
Salzburg absolvierte er mehrere psychotherapeutische Ausbildungen, darunter die Psychoanalyse. 2005 gründete er
gemeinsam mit drei Kollegen die erste Universität für Psy-
chotherapiewissenschaften weltweit, die SFU in Wien. Er ist
Träger des Österreichischen Ehrenkreuzes für Wissenschaft
und Kunst sowie des Goldenen Ehrenzeichens für Verdienste
um die Republik Österreich und des Goldenen Ehrenzeichens
der Stadt Wien.
Publikationen (Auswahl):
*Das schmutzige Paradies. Psychoanalytische Beiträge zur ökolo-
gischen Bewegung – Eine Kulturkritik* (Hg.), Böhlau 1986.
Selbsthilfe bei Stress. Eine Einführung in das Autogene Training,
Hollinek 1984.
*Kurzgruppenpsychotherapie. Struktur, Verlauf und Effektivität
von autogenem Training, progressiver Muskelentspannung und
analytisch fundierter Kurzgruppenpsychotherapie,* Springer 1990.

Ingrid Riedel, geboren 1935 in Schweinfurt am Main, arbeitet als Psychotherapeutin in eigener Praxis in Konstanz. Sie
entschied sich zunächst für ein Studium der Evangelischen
Theologie, Literaturwissenschaften und Sozialpsychologie in
Heidelberg, Göttingen und Erlangen. Nach einem Jahrzehnt
als Studienleiterin der Evangelischen Akademie Hofgeismar

bei Kassel absolvierte sie die Ausbildung in Analytischer Psychologie am C. G.-Jung-Institut Zürich. Riedel war langjährige wissenschaftliche Leiterin der Internationalen Gesellschaft für Tiefenpsychologie und ist Honorarprofessorin für Religionspsychologie der Universität Frankfurt am Main. Sie ist zudem bekannt als Wegbereiterin der Mal- und Gestalttherapie.

Publikationen (Auswahl):

Die Symbolik der Farben. Eine tiefenpsychologische Farbenlehre, Neuauflage Patmos 2019.

Seelenruhe und Geistesgegenwart. Was uns Tatkraft gibt. Biblische Texte und Themen heute, Walter 1999.

Ikonen der Erde. Von der heilenden Kraft des Gestaltens, Walter 1994.

Franz Ritter, geboren 1947 in Wien, arbeitet als Psychotherapeut mit gestalttherapeutischen, bioenergetischen und systemischen Ansätzen sowie als Imago-Paartherapeut im »Neue Welt Institut« in Neunkirchen (NÖ). Er hat langjährige Praxis in Zen- und Achtsamkeitsmeditation (Satipatthana), gründete 1975 das Buddhistische Zentrum Scheibbs und leitete einige Jahre eine Gesprächsgruppe zum Austausch von Dharma-Lehrern und Psychotherapeuten im Buddhistischen Zentrum am Wiener Fleischmarkt. Seit 1985 ist er als Leiter von Naikan-Seminaren tätig, eine östliche Therapiemethode, die Meditation und Herkunftsarbeit vereint.

Heinz-Peter Röhr, geboren 1949 in Aachen, studierte Sozialarbeit in Aachen und Sonderpädagogik in Köln. Er ist Pädagoge und war über sechsunddreißig Jahre an der Fachklinik Bad Fredeburg für Suchtmittelabhängige psychotherapeutisch tätig. Inspiriert durch die tiefenpsychologischen Interpretationen von Eugen Drewermann suchte er nach Märchen, in denen sich die Probleme seiner Patienten spiegelten. So entwickelte Röhr in seinen zahlreichen Fachbüchern eine Bibliotherapie, die über eine Vielzahl an psychischen Herausforderungen informiert.

Publikationen (Auswahl):

Ich traue meiner Wahrnehmung. Heilung nach sexueller und emotionaler Gewalt, Patmos 2021.

Wie ich meinem Kinde zu einem starken Selbstwertgefühl verhelfe, Patmos 2017.

Wege aus der Abhängigkeit. Destruktive Beziehungen überwinden, Patmos 2015.

Bernhard Schlage, geboren 1961 in Würzburg, studierte zuerst Erwachsenenbildung und Soziale Arbeit an der Universität Hannover. Es folgten eine körperpsychotherapeutische Ausbildung sowie eine intensive Auseinandersetzung in hypnotherapeutischen Heilverfahren, die die Wirkung von Träumen berücksichtigen. Schlage absolvierte außerdem eine meta-schamanische Ausbildung bei Carlo Zumstein in der Schweiz. Seit 1984 arbeitet er in privater Praxis in Hannover, ist seit 1999 eingetragener Heilpraktiker für Psychotherapie und trägt seit 2001 das »European Certificate for Psychotherapy«. Neben seiner Arbeit als Einzeltherapeut veranstaltet er zahlreiche Seminare und Workshops.

Publikationen (Auswahl):

Eintauchen in die Unendlichkeit. Über die schamanische Arbeit mit Träumen in völliger Dunkelheit, Holzinger-Verlag 2016.

Leben in der Traumhütte: Schamanische Traumarbeit zwischen Wunscherfüllung und Spionage-Tätigkeit, B. Schlage 2010.

Die Entdeckung des (Un)möglichen: persönliche Veränderung durch Körperpsychotherapie, Pro Business 2008.

Martin Tauss, geboren 1973 in Wien, studierte zunächst Medizin, dann Germanistik und Geschichte an der Universität Wien. Er promovierte 2002 mit einer interdisziplinären Arbeit an der Schnittstelle von Literaturwissenschaft, Sucht- und Drogenforschung. Seit 1994 ist er als Wissenschaftsjournalist tätig, seit 2013 in leitender Position im Wissenschaftsressort der Wochenzeitung *Die Furche*. Zudem ist er Mitglied am Institut für Sozialästhetik und psychische Gesundheit der Sigmund Freud Privatuniversität. Er befasst sich sowohl in seiner journalistischen als auch in seiner wissenschaftlichen Arbeit mit Achtsamkeitspraxis und hat langjährige Erfahrung mit buddhistischer Meditation (Theravada).

Publikationen (Auswahl):

Rausch – Kultur – Geschichte: Drogen in literarischen Texten nach 1945, Studien Verlag 2005.

Therapeutisches Comeback – Die Wiederkehr der Psychedelika. Wiener Zeitschrift für Suchttherapie, H 1/2 (Hg.), Pabst Science 2021.

Silvia Zanotta, geboren 1958 in Zürich, arbeitet als Psychotherapeutin in freier Praxis in Zürich. Nach einigen Arbeitsjahren als Übersetzerin begann sie ein Studium der Psychologie an der Universität Zürich. Neben ihrer Tätigkeit als Psychologin in Schulen sowie in der Kinder- und Jugendpsychiatrie absolvierte sie diverse Psychotherapieausbildungen. 2011 gründete sie das Schweizer Ego-State-Therapie-Ausbildungsinstitut. Sie ist zertifiziert in Klientenzentrierter Psychotherapie, klinischer Hypnose, Traumatherapie nach Luise Reddemann, Ego-State-Therapie, Somatic Experiencing® und Ressourcentherapie.

Publikation:

Wieder ganz werden. Traumaheilung mit Ego-State-Therapie und Körperwissen, Carl-Auer Verlag 2018.

Bettina Zehetner, geboren 1970, wuchs in der Kleinstadt Schlüßlberg bei Grieskirchen (OÖ) auf. 1995 schloss sie ihr Studium der Philosophie und der Fächerkombination Sozialwissenschaften an der Universität Wien ab. Danach arbeitete Zehetner über mehrere Jahre im Wiener Frauenhaus. Seit 1999 ist sie für die erste österreichische Frauenberatungsstelle Frauen* beraten Frauen* tätig, davon in den letzten zehn Jahren als eine von drei Vorständinnen. 2006 initiierte Zehetner die Online-Beratung für Frauen. Neben ihrer Tätigkeit als Beraterin ist Zehetner Lehrbeauftragte am Institut für Philosophie der Universität Wien sowie in der Erwachsenenbildung tätig.

Publikationen (Auswahl):

Reparaturprojekt Mann – Erholungsgebiet Frau. Feministische Beratung bei Beziehungskonflikten, Trennung, Gewalterfahrung und im Umgang mit Arbeit, Geld und Körper, Diametric Verlag 2020.

Freiheit und Feminismen. Feministische Beratung und Psychotherapie (Hg.), Psychosozial-Verlag 2020.

Krankheit und Geschlecht. Feministische Philosophie und psychosoziale Beratung, Turia + Kant 2012.

WEITERFÜHRENDE LITERATUR

Alexander, Bruce. *The Globalisation of Addiction*, Oxford University Press 2008.

Bauer, Joachim. *Fühlen, was die Welt fühlt. Die Bedeutung der Empathie für das Überleben von Mensch und Natur,* Blessing 2020.

Forward, Susan. *Vergiftete Kindheit. Elterliche Macht und ihre Folgen*, Goldmann 1989.

Foucault, Michel. *Geschichte der Gouvernementalität – Band I und II*, Suhrkamp 2006.

Fromm, Erich. *Zen-Buddhismus und Psychoanalyse*, Suhrkamp 1972.

Illies, Florian. *Liebe in Zeiten des Hasses. Chronik eines Gefühls 1929–1939*, S. Fischer 2021.

Jones, Lucy F. *Die Wurzeln des Glücks. Wie die Natur unsere Psyche schützt*, Blessing 2021.

Jung, Carl Gustav. *Zur Psychologie westlicher und östlicher Religion, Gesammelte Werke, Elfter Band*, 4. Auflage, Patmos 1995.

Maaz, Hans-Joachim. *»Schuld und Scham in der narzisstischen Gesellschaft«, in: texte – psychoanalyse. ästhetik. kulturkritik, Ausgabe* 2016.[2] *– Schuld und Scham*, Passagen 2016.

Macy, Joanna. *Hoffnung durch Handeln. Dem Chaos standhalten ohne verrückt zu werden*, Jungfermann 2014.

Marks, Stephan. *Scham – die tabuisierte Emotion*, Patmos 2007.

Peckinpaugh, David Jon. *Buddha and Shakespeare: Eastern Dharma, Western Drama*, iUniverse 2004.

Podvoll, Edward M. *Von Psychose genesen. Psychosen verstehen und behandeln*, Norbu-Verlag 2017.

Raile, Paolo und Bernd Rieken. *Eco-Anxiety, die Angst vor dem Klimawandel. Psychotherapiewissenschaftliche und ethnologische Zugänge*, Waxmann 2021.

Raile, Paolo, Bernd Rieken und Reinhold Popp (Hg.). *Eco-Anxiety, Zukunftsangst und Klimawandel. Interdisziplinäre Zugänge*, Waxmann 2021.

Tichy Harald. *Die Kunst präsent zu sein. Carl Rogers und das frühbuddhistische Verständnis von Meditation*, Waxmann 2018.